# 糖質量チェックブック

医学博士
**大和田潔**
監修

永岡書店

# CONTENTS

**"ゆる糖質制限"の新ルール5** …………… 4

その失敗、間違った情報が原因だった!?
**今さら人に聞けない　糖質制限の基礎知識** …… 6

本書の見方 ………………………………… 10

## PART1 外食＆テイクアウト 編

ひと目でわかる
**外食＆テイクアウトメニュー 選ぶならコレ!** ……… 12

"ゆる糖質制限"を成功させる
**外食＆テイクアウトメニュー 食べ方ポイント~定食ランチ編~** … 16

"ゆる糖質制限"を成功させる
**外食＆テイクアウトメニュー 食べ方ポイント~居酒屋編~** …… 18

### ファストフード
マクドナルド ………… 20
モスバーガー ………… 22
ケンタッキーフライドチキン … 24
サブウェイ …………… 26
すき家 ………………… 28

### コーヒーショップ
ドトールコーヒーショップ … 30

### スイーツ・パン
シャトレーゼ…………… 32
ミスタードーナツ ……… 34
ベーグル＆ベーグル …… 35
マリオンクレープ ……… 36
サーティワン アイスクリーム … 37

### カフェ・レストラン
サイゼリヤ……………… 38
グラッチェガーデンズ … 40
ガスト ………………… 42
夢庵 …………………… 44

### 専門店
バーミヤン …………… 46
ステーキガスト ……… 48
大戸屋 ………………… 50
幸楽苑 ………………… 52
ぼてぢゅう道頓堀／總本店
………………………… 53
海鮮三崎港…………… 54
焼肉 …………………… 56
鍋料理 ………………… 57

### テイクアウト
オリジン弁当 ………… 58
アール・エフ・ワン … 60
おでん ………………… 62

### 居酒屋
庄や …………………… 64
和民／坐・和民 ……… 66
鳥貴族 ………………… 68
アルコール…………… 70

## PART2 通販 編

ひと目でわかる
**糖質オフ食品のキーワード** ………………………… 76

"ゆる糖質制限"を成功させる
**糖質オフ食品の取り入れ方ポイント** ………………… 78
　－宅配弁当を上手に活用 …………………………… 79
　ミールタイム／ニチレイフーズダイレクト

2

| おたるダイニング | …… 80 | 糖限郷 | …… 89 |
|---|---|---|---|
| 低糖工房 | …… 82 | ソイコム | …… 90 |
| サラヤ | …… 84 | マルサンアイ | …… 91 |
| 楽園フーズ | …… 86 | ＤＨＣ | …… 91 |
| ノンシュガー・ジェイピー | … 88 | ポンパドウル | …… 92 |

# PART3 市販食品編

### ひと目でわかる

**スーパー・コンビニで買える市販食品の**
**小腹が減ったときのお助けアイテム** …………… 96

| お総菜 | ………… 99 | 菓子 | …………119 |
|---|---|---|---|
| インスタント食品 | …102 | 和菓子 | …………123 |
| レトルト食品 | …105 | デザート | …………124 |
| 冷蔵食品 | …108 | アイスクリーム | …………127 |
| 冷凍食品 | …109 | ドリンク | …………129 |
| 缶詰 | …113 | アルコール飲料 | …………133 |
| 菓子パン・惣菜パン | …115 | ノンアルコール飲料 | …………137 |
| サンドイッチ・おにぎり | …118 | 調味料＆ジャム | …………138 |

# PART4 家庭のおかず&素材編

### ひと目でわかる

**糖質オフクッキングは調理法に注目を！** …………146

### "ゆる糖質制限"を成功させる

**糖質オフクッキングの自炊のポイント** …………… 148

| ごはんもの | …………150 | 魚介・魚加工品 | …………170 |
|---|---|---|---|
| 麺類・汁物 | …………152 | 野菜・いも類 | …………174 |
| 肉のおかず | …………154 | きのこ | …………180 |
| 魚のおかず | …………157 | 海藻 | …………181 |
| 野菜・きのこ・海藻のおかず | | 卵・乳製品 | …………182 |
| | …………160 | 豆・大豆製品 | …………184 |
| 卵・大豆のおかず | …………162 | 果実・ドライフルーツ | 186 |
| 主食食材 | …………164 | 種実類 | …………189 |
| 肉・肉加工品 | …………166 | 調味料・油脂類 | …………190 |

### 糖質Q＆A
**Q1** そもそも糖質を減らすとなぜやせるの？ …………………… 72
**Q2** 自分に最適な糖質量を知るには？ …………………………… 74
**Q3** 運動する時間も体力もない……何かいい方法はない？ …… 93
**Q4** 血糖値を上げない甘味料って何？ ……………………………142
**Q5** ＧＩ値って何？ …………………………………………………144

### COLUMN ～コラム～
＜知っておこう1＞**パンをより糖質オフに** …………………… 92
＜知っておこう2＞**ＰＦＣバランス** ………………………………… 98
＜知っておこう3＞**栄養成分表示の見方** …………………………112
＜知っておこう4＞**糖質の種類** ……………………………………141

3

# "ゆる糖質制限"の新ルール5

ゆるやかな糖質制限の鉄則は無理をしないこと。
ストレスをためずに、うまく普段の生活に
組み込んで習慣化することがカギ。
がまんせず、脳に負担をかけないことが、
リバウンドなく長続きさせるヒケツです。

### New Rule 1

## 糖質を減らしすぎない

外食や間食が多くなりがちな現代の食生活は、糖質を摂りすぎる傾向にあります。そのため、いきなり炭水化物をゼロにすることは不可能。そっと、ゆるやかに糖質制限を始めてみましょう。糖質を「適正量に戻す」ということがポイントになります。最初は、ごはんの量を小盛りにするだけでも。また、日々の食事で食べているものの糖質量を知ることで意識が変わり、自然に糖質量を控えたり、バランスよく食べたりする習慣が身につきます。

### New Rule 2

## 食べたいものをがまんしない

ダイエットの大敵はストレス。食べたいものをがまんするストレスは、長続きしない原因になるだけでなく食欲を増進させることもあり、リバウンドや肥満につながります。その点、ゆるやかな糖質制限はストレスフリー。外食で食べすぎてしまっても、その翌日に糖質を減らすなど、だいたい1週間単位で調整しましょう。糖質やカロリーの高いスイーツは、1週間がんばったごほうびに週末に食べるなど、頻度を減らして。がまんしすぎないこと。

New Rule 3

# 血糖値を急上昇させない食べ方を

　糖尿病だけでなく、血管を傷つけることによって心筋梗塞や脳梗塞などのリスクを高めるのが、血糖値の急上昇である「血糖値スパイク」。腸での糖の吸収をゆっくりにすると、血糖値スパイクを抑えられます。野菜などの食物繊維や、魚や肉などのたんぱく質を先に食べて、主食を最後に食べる「食べ順」が大切。低GI値（P144参照）のものを選ぶことも、血糖値スパイクのリスクを減らします。

New Rule

# 食べる時間に注意する

　食べる時間によって摂取した栄養分の使われ方が変わるという「時間栄養学」。夜遅くの糖質摂取は絶対に避けましょう。忙しく歩き回る営業職の人でも、仕事でエネルギーを使った直後の18〜19時に、おにぎり1個でも先に食べておくことは可能でしょう。糖質摂取は早めに終わらせ、家に帰ったら野菜やたんぱく質のみに。通常は21時前に糖質摂取を終わらせておきましょう。筋肉がやせて脂肪が燃えにくくなる隠れ肥満も予防できます。

New Rule

# 日常生活を良質なエクササイズに変える

　運動をせずに食事だけで体重を落とすと、筋肉量が減って逆に太りやすい体質になり、リバウンドリスクも高まります。しなやかなレジリエンスを備えた体づくりには、運動は不可欠。とはいえ、激しい運動は不要。人間は、ゆるやかに長時間運動をし続けるように生まれついています。そこで日常の動作をちょっと工夫して長時間のエクササイズに変えてみましょう。P93で解説している「ニート」を増やせば、日々の生活が素晴らしい時間に変わります。

> その失敗、間違った情報が原因だった!?

# 今さら人に聞けない
# 糖質制限の基礎知識

ダイエット効果がない、リバウンドしてしまった、途中で挫折した……それは、やり方が間違っているのかも。よくあるNGな勘違い情報を例に糖質制限の基本を確認しておきましょう。

### NGな勘違い情報1

✗ 糖質は、いきなり断つべし

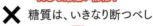

◎ **ゆるやかに糖質を制限して活動量に応じてコントロールを。**

　糖質（ブドウ糖）は脳の栄養分として使われ、脳は1日に144gのブドウ糖を消費します。おおよそ360gのごはんに脳を支える糖質が含まれ、それが最低摂取量となります。逆に最も活動量が多いと考えられるアスリートでは体重1kgにつき7〜10g程度、70kgであれば1日約560gの糖質、ごはん換算でなんと約1500gの摂取が推奨されています（「アスリートの栄養摂取と食生活」日本体育協会）。

　このように、1日の糖質摂取量の目安は体格や活動量によって変わります。無理のないゆるやかな糖質制限の場合、40歳代の男性の目安は右の表のようになります。活動量に応じて必要カロリー量が上昇し、その中で糖質量を40%に設定しましょう。

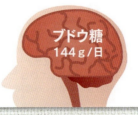

ブドウ糖
144g／日

### NGな勘違い情報2

✕ 糖質を減らせばカロリーは気にしなくてOK
▼
◎ **どんなダイエットでも
カロリーオーバーなら太る。**

糖質制限では、減らした糖質量分のエネルギーをたんぱく質や脂質で補うことになりますが、たんぱく質も体内で糖質に変わり、エネルギーをもちます。脂質は、1gあたり約9kcalと高カロリー。たんぱく質や脂質を増やしたことで1日の総カロリーがオーバーすれば当然太ります。とくに肉類は脂肪も多く含んでいるため注意しましょう。

＊栄養バランスについてはP98参照。

---

〈 生活タイプ別 **1日の糖質摂取量の目安** 〉

1日の活動量によって3タイプに分類。自分に一番近い生活パターンの摂取量を目安にしましょう。ごはんは、茶碗1杯が約200g、おにぎり1個約100g、カレーライスや丼ものは300〜400gです。

#### Ａ タイプ ▶ ほとんど体を動かさない「活動量が低いタイプ」

仕事はデスクワーク中心、通勤以外に運動習慣はない。

必要カロリー　約2098kcal
糖質　210g（2098kcalの40％＝839kcalに相当）
糖質量の目安　ごはん茶碗2杯ちょっと（約524g）

#### Ｂ タイプ ▶ 仕事や運動で体を動かす「活動量が中程度タイプ」

仕事はデスクワーク中心で、週に1〜2回ほど運動習慣がある。もしくは仕事が立ち仕事。

必要カロリー　約2378kcal
糖質　238g（2378kcalの40％＝951kcalに相当）
糖質量の目安　ごはん茶碗3杯弱（約594g）

#### Ｃ タイプ ▶ 体を使う仕事など「活動量が高いタイプ」

肉体労働や工場での作業労働など体を使う仕事、もしくは強度の高い運動習慣がある。

必要カロリー　約2797kcal
糖質　280g（2797kcalの40％＝1119kcalに相当）
糖質量の目安　ごはん大盛り茶碗3杯（約700g）

＊おかずに炭水化物が含まれている場合には、その分減らす必要があります。
＊数値は男性で身長170cmの場合です。詳しい計算方法はP74参照。

### NGな勘違い情報3

 ごはんや麦ごはんと、スイーツ。
どちらも糖質ならスイーツを食べる

▼

◎ **ひと口に糖質と言っても、中身は異なる。**

　ごはんやパンなどの穀物も、砂糖たっぷりのスイーツも糖質を多く含みますが、中身は同じではありません。食べ物の中の水分含有量も重要です。さらに、糖質は栄養成分表示では炭水化物量と表示されていますが、炭水化物量（g）は、食物繊維量と糖質量の合算の実質重量。食物繊維を含まない純粋な糖質である砂糖が多く水分含有量の少ないスイーツと、ごはんの糖質もイコールではありません。

　例えば、ごはん（白米）100gには、糖質37gが水分とともに含まれています。ショートケーキや菓子パン100gには、食物繊維を含まない純粋な糖質30〜40gだけでなく、10〜25gの脂質も含み、水分はあまり含まれていません。糖質と脂質の同時摂取は、最強の肥満コンビなので避けたい組み合わせです。

　また、玄米や大麦は100gあたり、それぞれ食物繊維を4g（玄米）、9g（大麦）含み、これは白米の約4〜10倍。同じ「炭水化物量」であっても、同じ「糖質量」にはならないことを知っておきましょう。精製された「白い炭水化物を避けましょう」と

### NGな勘違い情報4

 糖質を最後に食べれば、糖の吸収が減る

▼

◎ **吸収速度は遅いが、吸収量は同じ。
食べる総量に注意を！**

　野菜を先に食べるのは、まず食物繊維を腸に送ってから糖質を摂ることで、糖の吸収を遅らせるのが目的。インスリン分泌の急上昇が抑えられます。低GI食（血糖値の上昇がゆっくりな食品。P144参照）も、インスリン分泌の上昇を抑えるという点では同じ考えです。けれども、摂取した糖分は長い小腸でほぼすべて吸収されます。食物繊維は、糖の吸収速

いうのは、単位gあたりの糖質が低く吸収が遅い傾向があるところからきています。つまり、ごはんはスイーツに比べて脂質が少なく、50〜60％が水分という、水分含有量が多い優秀な食材です。さらに炭水化物量の中の糖質を下げるには、食物繊維の多い玄米や麦ごはんなどを選択するとよいでしょう。

## 〈 おもな主食食材の 食物繊維の割合 〉

下の表は炭水化物中の食物繊維の割合です。食品によって異なるほか、白米と玄米、食パンとライ麦パンなど原料の精製度合によっても変わります。

例）ごはんの場合…茶碗軽く1杯（150ｇ）は、炭水化物量55.7ｇ中、食物繊維は1％のため、糖質量は約55.2ｇ。水分含有率は60％。
玄米の場合…茶碗軽く1杯（150ｇ）は炭水化物量53.4ｇ中、食物繊維は4％のため、糖質量は約51.3ｇと少なくなります。水分含有量はやや多め。

| 食品 | 炭水化物中の食物繊維の割合 | 食品 | 炭水化物中の食物繊維の割合 |
|---|---|---|---|
| ごはん | 1％ | うどん（ゆで） | 4％ |
| 玄米 | 4％ | そば（ゆで） | 8％ |
| 食パン | 5％ | 中華麺（蒸し） | 5％ |
| ライ麦パン | 11％ | スパゲッティ（乾） | 4％ |

＊砂糖は0％。
＊いずれもおおよその数字です。

度を遅らすだけで、吸収量を抑えるわけではありません。そのため、食物繊維を先に食べても、低GI食であっても、糖質量が多すぎれば太ります。

## 〈 食べ順で注意！ かくれ糖質の落とし穴 〉

### あんかけ料理

あんかけのあんや、とろみのある料理は片栗粉や小麦粉などが使用されているので注意を。

### 糖質の多い野菜

かぼちゃやにんじんなどは糖質が多く含まれるため、食べ順は最後でごはんの量も控えめに。

### 揚げ物の衣

揚げ物の衣も穀物なので糖質を含みます。衣は厚いほど糖質量も吸収率も高くなり、糖質＋脂質は最強の肥満コンビ。

# 本書の見方

### 淡麗 グリーンラベル
（キリンビール）

糖↓

糖質 0.5〜1.1g ｜ 28kcal
たんぱく質 0〜0.2g ｜ 脂質 0g ｜ 塩分 0g

〈 名称 〉

写真のメニュー、食品、素材の名称、容量（サイズ）、メーカー名、成分値の相当量など。

〈 成分値 〉

名称欄などに、とくに何gあたりなど成分値相当量の表記がない場合、写真の料理・食品の1個もしくは1人前の成分値となります。栄養成分値（糖質・炭水化物・たんぱく質・脂質・塩分）は小数点以下第2位を四捨五入（塩分は小数点以下第3位を四捨五入している場合もあります）しています。カロリーは小数点以下第1位を四捨五入。また、企業やメーカーが非公開のものは「-」と表記しています。塩分は塩分相当量としての数値の場合もあります。

〈 マーク 〉

糖質もしくは糖類がオフ、またはゼロの商品。

PART2（通販編）の商品は基本的に糖質オフのため、マークを省略しています。

- すべてのメニューのエネルギー量は、カロリー（kcal）で表示しています。
- 外食・テイクアウトのメニュー、通販商品、市販食品の成分値は、とくに表記がない場合、メーカー・企業が2016年9月末日現在に発表しているものです。パッケージや内容、容量、成分値などが変更になる場合もあります。また、地域によって内容、容量、成分値などが異なる場合や、販売していない場合もあります。
- メーカー・企業が「ナトリウム」の数値のみを発表している場合は、以下の数式で塩分（塩分相当量）に換算しています。
  塩分（g）＝ナトリウム（mg）×2.54÷1000
  ＊基本的に小数点以下第3位を四捨五入。
- メーカー・企業が食塩相当量として公表しているものを塩分としているものもあります。
- とくに表記がない限り、写真にある付け合せの野菜やソースなども含まれた成分値になっています。
- PART4の成分値の算出について。
- ◇文部科学省科学技術・学術審議会資源調査分科会報告「日本食品標準成分表2015年版」に準拠し、炭水化物の値が「Tr」（微量）の場合は糖質を「0g」として計算、食物繊維の値が「Tr」の場合は糖質＝炭水化物として計算しています。
- ◇素材の重量には皮や骨などの食べられない部分の重さ（廃棄量）も含まれていますが、糖質量やカロリー、そのほかの栄養成分値は食べられる部分のみを計算しています。
- ◇素材の肉は脂身つき、鶏肉は皮つきで算出しています。

# PART 1

## 外食＆
## テイクアウト
### 編

炭水化物は糖質と食物繊維の合算の数
値です。おもな食品における食物繊維
の含有率はP9参照。

> **ひと目でわかる** 外食＆テイクアウトメニュー
> # 選ぶならコレ！

> 外食ランチは糖質もカロリーも高くなりがちですが、肉・魚のバランスや品数の多さを考えて、毎日違うメニューを選ぶのがポイント。

## ファストフード

ハンバーガーなら、チーズやトマトなど食後血糖値を上げにくい食材が入ったものがおすすめ。サイドメニューには食物繊維たっぷりのサラダや具だくさんスープ、たんぱく質の豊富なナゲットやフライドチキンなどを選びましょう。

**選ぶならコレ！**

- チーズバーガー
- 野菜の入ったバーガーやサンドイッチ
- サラダ
- ナゲット
- フライドチキン
- ミネストローネ
- ウーロン茶

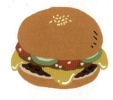

# ファミリーレストラン

ハンバーグやステーキなど糖質の低いメニューをチョイス。単品で頼んでサラダを追加するのもよいでしょう。セットメニューが選べる場合は、納豆や豆腐などの低カロリー高たんぱくな小鉢をプラスするとベターです。

**選ぶならコレ！** ▶

- ステーキ
- チキンソテー
- チーズハンバーグ
- シーフードのフライ類
- サラダ
  （サラダバーがあればベター）
- 豆腐サラダ

# うどん・そば・どんぶり

具材の多さが選ぶ基準に。食物繊維が豊富なとろろ、わかめ、山菜、納豆、野菜の天ぷらなどがのったメニューがおすすめ。丼の具とごはんを別で頼めるものなら、ごはん少なめでオーダーしましょう。

**選ぶならコレ！** ▶

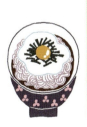

- とろろそば・うどん
- わかめそば・うどん
- 山菜そば・うどん
- 天ぷらそば・うどん
- 山かけ丼
- 海鮮丼
- 焼鳥丼
- 中華丼
- 牛皿定食

# 中華料理

食物繊維をたっぷり摂れる八宝菜や青菜炒めなどの野菜料理、良質なたんぱく質の豆腐を使った麻婆豆腐などをチョイス。前菜にクラゲの酢の物や野菜のスープを摂るのもおすすめです。麺は汁系より炒めたものを。

**選ぶならコレ!** ▶

- 八宝菜
- 回鍋肉
- チンジャオロース
- 麻婆豆腐
- クラゲの酢の物
- バンバンジー
- 五目焼きそば

# 定食

一汁三菜でバランスがよい定食はおすすめランチ。ごはんは少なめでオーダーを。メインはふだん少なくなりがちな魚をチョイスするのもよいでしょう。小鉢はひじきやめかぶなど食物繊維多めのものを。

**選ぶならコレ!** ▶

- 焼き魚定食
- 煮魚定食
- 刺身定食
- 生姜焼き定食
- 野菜炒め定食
- 冷や奴
- ひじきの煮もの
- めかぶ

# すし

ごはんが多い印象ですが、魚を摂取でき、巻物なら野菜や海苔も同時に摂れるので実は低GIメニュー。DHAやEPA豊富ないわしやあじのにぎりのほか、食物繊維豊富な納豆巻きやかっぱ巻きもおすすめです。

**選ぶならコレ！** ▶

- いわしのにぎり
- あじのにぎり
- 赤身のにぎり
- ひらめのにぎり
- ホタテ貝のにぎり
- サーモンのにぎり
- 納豆巻きや軍艦
- かっぱ巻き
- サラダ巻き

# イタリアン

オリーブオイルやバルサミコ酢、チーズを使ったイタリアンは血糖コントロールがしやすいといわれます。野菜や魚介など具材がたっぷりのパスタやピザを選びましょう。シーザーサラダやミネストローネもセットにおすすめ。

**選ぶならコレ！** ▶

- シーザーサラダ
- ミネストローネ
- 生ハム
- シーフードグラタン
- トマトソースのパスタ
  （魚介やきのこ、野菜たっぷりのもの）
- モッツァレラチーズのピザ
- きのこのリゾット

# 外食&テイクアウトメニュー
## 食べ方ポイント
~定食ランチ編~

"ゆる糖質制限"を成功させる

〈とんかつ定食の例〉

**食べる順**　小鉢→汁物→付け合せの野菜→とんかつ→ごはんの順に。ただし、小鉢は食材によってごはんと同じ順番になるものもあります。

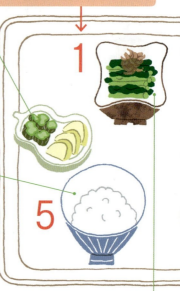

**香の物**
お漬物は野菜なので食べる順は最初の方ですが、最後にごはんだけを食べるのは味気ないという場合は、ごはんと一緒に最後に食べてもOK。塩分を控えたい人は食べすぎないよう。

**ごはん**
ごはんは小盛りでオーダーを。玄米や五穀米などがチョイスできる場合は、同じ量でも糖質量が押さえられ、食物繊維やミネラルも摂取できるので白米よりおすすめです。

**小鉢**
定番小鉢としてかぼちゃやれんこん、里いもなどの煮ものがありますが、こういった野菜やいも類は糖分が多く食べる順はごはんと同様最後になります。また、これらを食べた場合はごはんを少し減らして調整しましょう。小鉢を選べるなら、冷や奴や青菜のお浸し、ひじきの煮もの、温泉卵などがおすすめです。

定食メニューを糖質オフにするポイントは、ごはんを少なめにし、食べる順番や調味料を工夫すること。カフェテリア形式で小鉢などが選べる場合は、チョイス次第でより糖質をオフできます。

### 汁物

汁物をチョイスできる場合は具だくさんなものを選びましょう。また赤だしは白みそ（甘みそ）に比べて糖質が少なめですが、塩分が多いので注意。

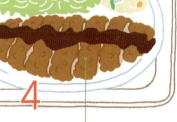

### とんかつ

ロースとヒレならヒレをチョイス。糖質量はあまり変わりませんがロースは脂肪分が多いため、太りやすいといえます。ソースはとんかつにかけずに小皿に入れて、少しずつつけながら食べると、つけすぎを防げます。また、ソースよりポン酢で食べるのもよいでしょう。

### 付け合せの野菜

とんかつの付け合せといえばキャベツ。おかわりできる店も多いのでたっぷり食べましょう。できればドレッシングなどの調味料はつけず、キャベツをごはんがわりにして、とんかつを食べるのがおすすめです。マカロニサラダやポテトサラダは糖質が多いので避けるのがベター。

# 外食&テイクアウトメニュー
## 食べ方ポイント
### 〜居酒屋編〜

**本日のメニュー**

- 枝豆
- きんぴら
- 生春巻き
- 明太子オムレツ
- ソーセージ
- ピーマン肉詰め
- れんこん串焼き
- 山芋たんざく
- ポテトサラダ
- 鶏のから揚げ
- カツオのたたき
- ほっけ焼き
- お好み焼き
- お茶漬け
- 冷やしトマト
- ぎんなん串焼き
- シーフードピザ
- かぼちゃコロッケ
- サイコロステーキ
- きのこのホイル焼き

居酒屋は単品でさまざまなメニューを頼めるので、糖質オフにはもってこいです。前菜として野菜料理、メインに肉や魚、しめにごはんものというフレンチのコースのようにオーダーすると、血糖値の急上昇を防げます。

## 定番居酒屋メニューを血糖値を急上昇させない食べ順で注文してみましょう。

### ①乾杯＆とりあえず

野菜やきのこ料理など食物繊維の多い料理からスタート。乾杯はビールといきたいところですが、ここは糖質オフビールかワイン、焼酎などにするか、乾杯では口をつける程度にし、料理を食べてから飲むようにしましょう。

- 枝豆
- きんぴら
- 冷やしトマト
- ぎんなん串焼き
- きのこのホイル焼き

### ②セカンドオーダー

第2弾のオーダーはメインともいえるたんぱく質を中心に。刺身などは最初のオーダーでもOK。衣のついた揚げ物は糖質が多めなので、後半にオーダーをするとよいでしょう。焼き鳥類はたれより塩が糖質控えめです。

- ピーマン肉詰め
- 明太子オムレツ
- ソーセージ
- 鶏のから揚げ
- カツオのたたき
- ほっけ焼き
- サイコロステーキ

### ③しめのオーダー

ごはんもの以外にもいも類の料理は最後に。皮に小麦粉を使った生春巻きや、いも類の山芋たんざくなどは糖質を多く含みますが、食物繊維も多いメニューなので、ゆるやかな糖質制限では最初にオーダーしてもよいでしょう。

- 生春巻き
- 山芋たんざく
- れんこん串焼き
- ポテトサラダ
- かぼちゃコロッケ
- シーフードピザ
- お好み焼き
- お茶漬け

## マクドナルド

*糖質量は編集部計算による数値です。

## ハンバーガー

糖質 **28.6**g | 260kcal

| たんぱく質 | 脂質 | 塩分 |
|---|---|---|
| 13.3g | 9.6g | 1.9g |

## チーズバーガー

糖質 **29.1**g | 310kcal

| たんぱく質 | 脂質 | 塩分 |
|---|---|---|
| 16.2g | 13.5g | 2.4g |

## フィレオフィッシュ

糖質 **35.0**g | 341kcal

| たんぱく質 | 脂質 | 塩分 |
|---|---|---|
| 15.6g | 14.6g | 1.4g |

## チキンフィレオ

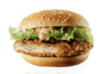

糖質 **47.2**g | 458kcal

| たんぱく質 | 脂質 | 塩分 |
|---|---|---|
| 20.2g | 19.8g | 3.0g |

## ビッグマック

糖質 **39.0**g | 530kcal

| たんぱく質 | 脂質 | 塩分 |
|---|---|---|
| 27.1g | 28.2g | 3.4g |

## マックフライポテト
(M)

糖質 **46.4**g | 424kcal

| たんぱく質 | 脂質 | 塩分 |
|---|---|---|
| 5.3g | 22.0g | 1.1g |

## チキンマックナゲット
5ピース *バーベキューソースの場合

糖質 **20.7**g | 296kcal

| たんぱく質 | 脂質 | 塩分 |
|---|---|---|
| 15.7g | 16.2g | 1.7g |

ファストフード

## サイドサラダ
＊ドレッシングが低カロリー玉ねぎの場合

糖質 **2.3**g　16kcal

| たんぱく質 | 脂質 | 塩分 |
|---|---|---|
| 0.9g | 0.1g | 1.1g |

## スイートコーン

糖質 **8.5**g　56kcal

| たんぱく質 | 脂質 | 塩分 |
|---|---|---|
| 1.8g | 1.0g | 0.3g |

## ホットアップルパイ

糖質 **25.5**g　211kcal

| たんぱく質 | 脂質 | 塩分 |
|---|---|---|
| 1.7g | 10.9g | 0.6g |

## プチパンケーキ りんご＆クリーム
＊りんご＆クリーム含む

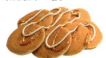

糖質 **26.0**g　165kcal

| たんぱく質 | 脂質 | 塩分 |
|---|---|---|
| 3.5g | 4.9g | 0.6g |

## マックシェイク バニラ
(S)

糖質 **44.4**g　205kcal

| たんぱく質 | 脂質 | 塩分 |
|---|---|---|
| 4.2g | 1.1g | 0.3g |

## マックフルーリー オレオ®クッキー

糖質 **32.1**g　211kcal

| たんぱく質 | 脂質 | 塩分 |
|---|---|---|
| 5.8g | 6.2g | 0.4g |

## エッグマックマフィン
＊朝マックメニュー

糖質 **24.9**g　310kcal

| たんぱく質 | 脂質 | 塩分 |
|---|---|---|
| 19.7g | 13.3g | 1.7g |

## ハッシュポテト
＊朝マックメニュー

糖質 **11.9**g　136kcal

| たんぱく質 | 脂質 | 塩分 |
|---|---|---|
| 1.2g | 8.7g | 0.7g |

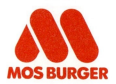

## モスバーガー

＊糖質量は編集部計算による数値です。

### モスバーガー

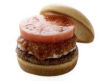

糖質 **36.4**g 354kcal

| たんぱく質 | 脂質 | 塩分 |
|---|---|---|
| 15.1g | 15.5g | 2.1g |

### テリヤキバーガー

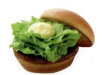

糖質 **38.0**g 365kcal

| たんぱく質 | 脂質 | 塩分 |
|---|---|---|
| 14.2g | 16.5g | 2.6g |

### ソイモスバーガー

糖質 **40.5**g 302kcal

| たんぱく質 | 脂質 | 塩分 |
|---|---|---|
| 14.8g | 7.5g | 2.2g |

### モス野菜バーガー

糖質 **32.5**g 342kcal

| たんぱく質 | 脂質 | 塩分 |
|---|---|---|
| 13.9g | 16.4g | 1.7g |

### 海老カツバーガー

糖質 **41.9**g 388kcal

| たんぱく質 | 脂質 | 塩分 |
|---|---|---|
| 11.2g | 18.7g | 2.2g |

### とびきりハンバーグサンド＜チーズ＞

糖質 **32.4**g 422kcal

| たんぱく質 | 脂質 | 塩分 |
|---|---|---|
| 18.9g | 23.4g | 2.5g |

### ホットドッグ

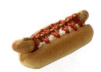

糖質 **23.6**g 355kcal

| たんぱく質 | 脂質 | 塩分 |
|---|---|---|
| 11.5g | 23.4g | 2.2g |

> ファストフード

## モスライスバーガー彩り野菜の きんぴら（国産野菜使用）

糖質 **55.0**g ｜ 290kcal

| たんぱく質 | 脂質 | 塩分 |
|---|---|---|
| 5.4g | 4.3g | 1.6g |

## モスライスバーガー焼肉

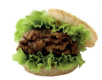

糖質 **54.5**g ｜ 421kcal

| たんぱく質 | 脂質 | 塩分 |
|---|---|---|
| 11.6g | 16.8g | 1.6g |

## モスチキン

糖質 **17.9**g ｜ 282kcal

| たんぱく質 | 脂質 | 塩分 |
|---|---|---|
| 14.4g | 16.7g | 1.9g |

## オニポテ
（フレンチフライポテト＆オニオンフライ）

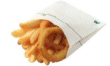

糖質 **26.4**g ｜ 205kcal

| たんぱく質 | 脂質 | 塩分 |
|---|---|---|
| 2.9g | 9.0g | 0.7g |

## クラムチャウダー

糖質 **15.1**g ｜ 119kcal

| たんぱく質 | 脂質 | 塩分 |
|---|---|---|
| 4.1g | 4.3g | 1.3g |

## 豚汁

糖質 **2.8**g ｜ 44kcal

| たんぱく質 | 脂質 | 塩分 |
|---|---|---|
| 4.4g | 1.2g | 1.8g |

## こだわり野菜のサラダS
＊和風ドレッシング＜減塩タイプ＞

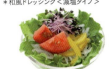

糖質 **4.7**g ｜ 32kcal

| たんぱく質 | 脂質 | 塩分 |
|---|---|---|
| 0.9g | 1.0g | 0.5g |

## モスシェイク（バニラ）
（S）

糖質 **34.8**g ｜ 200kcal

| たんぱく質 | 脂質 | 塩分 |
|---|---|---|
| 2.6g | 5.6g | 0.4g |

## ケンタッキー
## フライドチキン

### オリジナルチキン

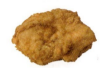

炭水化物 **7.9**g | 237kcal
| たんぱく質 | 脂質 | 塩分 |
|---|---|---|
| 18.3g | 14.7g | 1.7g |

### カーネルクリスピー

炭水化物 **6.9**g | 130kcal
| たんぱく質 | 脂質 | 塩分 |
|---|---|---|
| 9.5g | 7.2g | 1.0g |

### 骨なしケンタッキー

炭水化物 **11.0**g | 204kcal
| たんぱく質 | 脂質 | 塩分 |
|---|---|---|
| 15.7g | 10.8g | 1.9g |

### チキンフィレサンド

炭水化物 **33.4**g | 411kcal
| たんぱく質 | 脂質 | 塩分 |
|---|---|---|
| 19.5g | 21.7g | 2.7g |

### 和風チキンカツサンド

炭水化物 **40.1**g | 474kcal
| たんぱく質 | 脂質 | 塩分 |
|---|---|---|
| 18.7g | 25.9g | 2.2g |

### 野菜たっぷりツイスター てりやき

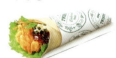

炭水化物 **35.6**g | 361kcal
| たんぱく質 | 脂質 | 塩分 |
|---|---|---|
| 13.5g | 18.1g | 2.2g |

### 野菜たっぷりツイスター ペッパーマヨ

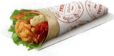

炭水化物 **32.1**g | 340kcal
| たんぱく質 | 脂質 | 塩分 |
|---|---|---|
| 13.2g | 17.7g | 2.0g |

> ファストフード

## ナゲット
（5ピース）＊ケチャップ別

炭水化物 **10.6**g | 230kcal

| たんぱく質 | 脂質 | 塩分 |
| --- | --- | --- |
| 13.9g | 13.9g | 1.0g |

## フライドポテト
（S）

炭水化物 **28.0**g | 186kcal

| たんぱく質 | 脂質 | 塩分 |
| --- | --- | --- |
| 2.2g | 7.2g | 1.0g |

## ビスケット
＊ハニーメイプル別

炭水化物 **23.5**g | 197kcal

| たんぱく質 | 脂質 | 塩分 |
| --- | --- | --- |
| 3.4g | 10.0g | 1.0g |

## フライドフィッシュ
＊タルタルソース別

炭水化物 **16.4**g | 191kcal

| たんぱく質 | 脂質 | 塩分 |
| --- | --- | --- |
| 7.5g | 10.5g | 0.7g |

## コールスロー
（S）

炭水化物 **5.9**g | 92kcal

| たんぱく質 | 脂質 | 塩分 |
| --- | --- | --- |
| 0.9g | 7.5g | 0.5g |

## コールスロー
（M）

炭水化物 **9.5**g | 150kcal

| たんぱく質 | 脂質 | 塩分 |
| --- | --- | --- |
| 1.5g | 12.2g | 0.8g |

## あんずピューレの アップルパイ

炭水化物 **30.4**g | 260kcal

| たんぱく質 | 脂質 | 塩分 |
| --- | --- | --- |
| 3.1g | 13.6g | 0.3g |

## くちどけフローズン
（プレーン）

炭水化物 **18.3**g | 97kcal

| たんぱく質 | 脂質 | 塩分 |
| --- | --- | --- |
| 2.6g | 1.5g | 0.1g |

# サブウェイ

*サンドイッチは、レギュラーサイズ、ブレッドがウィート、ドレッシングが各サンドのおすすめドレッシングの場合です。

## ローストビーフ 〜プレミアム製法〜

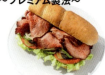

炭水化物 **38.4**g | 287kcal

| たんぱく質 | 脂質 | 塩分 |
|---|---|---|
| 18.9g | 6.7g | 2.0g |

## えびアボカド

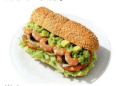

炭水化物 **42.8**g | 324kcal

| たんぱく質 | 脂質 | 塩分 |
|---|---|---|
| 11.4g | 12.0g | 2.0g |

## BLT

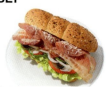

炭水化物 **38.4**g | 327kcal

| たんぱく質 | 脂質 | 塩分 |
|---|---|---|
| 12.8g | 13.5g | 1.9g |

## サブウェイクラブ

炭水化物 **43.0**g | 302kcal

| たんぱく質 | 脂質 | 塩分 |
|---|---|---|
| 18.5g | 6.5g | 2.4g |

## 生ハム&マスカルポーネ

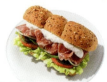

炭水化物 **38.6**g | 334kcal

| たんぱく質 | 脂質 | 塩分 |
|---|---|---|
| 13.0g | 14.0g | 2.0g |

## ローストチキン

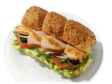

炭水化物 **40.7**g | 289kcal

| たんぱく質 | 脂質 | 塩分 |
|---|---|---|
| 14.4g | 6.9g | 1.9g |

## チーズローストチキン

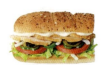

炭水化物 **38.4**g | 338kcal

| たんぱく質 | 脂質 | 塩分 |
|---|---|---|
| 15.8g | 12.8g | 2.0g |

> ファストフード

## てり焼きチキン

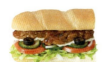

炭水化物 **50.9**g | 349kcal
たんぱく質 14.7g | 脂質 9.7g | 塩分 2.7g

## ツナ

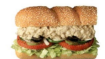

炭水化物 **38.7**g | 329kcal
たんぱく質 13.7g | 脂質 13.5g | 塩分 1.9g

## たまご

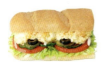

炭水化物 **38.2**g | 389kcal
たんぱく質 13.0g | 脂質 20.6g | 塩分 2.7g

## ベジーデライト

炭水化物 **37.0**g | 219kcal
たんぱく質 6.9g | 脂質 4.9g | 塩分 1.5g

## えびアボカドサラダ
*ドレッシング別

炭水化物 **9.4**g | 116kcal
たんぱく質 5.2g | 脂質 6.7g | 塩分 0.7g

## オーブンポテト レギュラー
(S)

炭水化物 **27.9**g | 159kcal
たんぱく質 3.8g | 脂質 8.7g | 塩分 1.9g

## 骨付きタンドリーチキン

炭水化物 **2.3**g | 163kcal
たんぱく質 10.8g | 脂質 12.6g | 塩分 0.8g

## コーンクリームチャウダー

炭水化物 **15.0**g | 115kcal
たんぱく質 2.9g | 脂質 4.9g | 塩分 1.8g

## すき家

*丼、カレー、牛皿定食(肉)、とん汁鮭定食(ごはん)は並盛の数値です。

## 牛丼

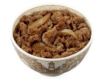

炭水化物 **108.4**g | 656kcal
| たんぱく質 | 脂質 | 塩分 |
| --- | --- | --- |
| 20.9g | 15.6g | 2.7g |

## 牛丼ライト

炭水化物 **16.2**g | 269kcal
| たんぱく質 | 脂質 | 塩分 |
| --- | --- | --- |
| 18.7g | 14.6g | 2.0g |

## キムチ牛丼

炭水化物 **113.4**g | 686kcal
| たんぱく質 | 脂質 | 塩分 |
| --- | --- | --- |
| 22.5g | 15.9g | 4.4g |

## とろ〜り3種のチーズ牛丼

炭水化物 **111.9**g | 836kcal
| たんぱく質 | 脂質 | 塩分 |
| --- | --- | --- |
| 32.4g | 31.2g | 3.6g |

## おろしポン酢牛丼

炭水化物 **113.0**g | 681kcal
| たんぱく質 | 脂質 | 塩分 |
| --- | --- | --- |
| 22.0g | 15.7g | 3.9g |

## わさび山かけ牛丼

炭水化物 **119.1**g | 707kcal
| たんぱく質 | 脂質 | 塩分 |
| --- | --- | --- |
| 22.3g | 15.8g | 2.8g |

## 高菜明太マヨ牛丼

炭水化物 **112.7**g | 775kcal
| たんぱく質 | 脂質 | 塩分 |
| --- | --- | --- |
| 22.7g | 26.0g | 4.6g |

> ファストフード

## ねぎ玉牛丼

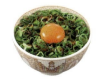

炭水化物 **113.5**g 768kcal
たんぱく質 28.6g | 脂質 22.1g | 塩分 3.5g

## 豚丼

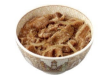

炭水化物 **105.9**g 700kcal
たんぱく質 18.3g | 脂質 22.7g | 塩分 1.8g

## 牛皿定食

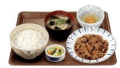

炭水化物 **115.9**g 800kcal
たんぱく質 31.1g | 脂質 23.0g | 塩分 6.7g

## とん汁鮭定食

炭水化物 **114.6**g 727kcal
たんぱく質 28.2g | 脂質 17.8g | 塩分 5.6g

## 牛あいがけカレー

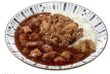

炭水化物 **132.9**g 903kcal
たんぱく質 28.4g | 脂質 28.8g | 塩分 4.6g

## ポークカレー

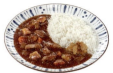

炭水化物 **128.0**g 763kcal
たんぱく質 20.0g | 脂質 19.2g | 塩分 3.5g

## おんたまカレー

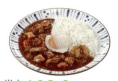

炭水化物 **128.2**g 847kcal
たんぱく質 26.8g | 脂質 24.9g | 塩分 3.7g

## とろ〜りチーズカレー

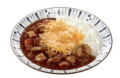

炭水化物 **131.5**g 943kcal
たんぱく質 31.5g | 脂質 34.9g | 塩分 4.5g

## ドトールコーヒー ショップ

### ブレンドコーヒー
(S)

炭水化物 **1.1**g　5kcal

| たんぱく質 | 脂質 | 塩分 |
|---|---|---|
| 0.1g | 0g | 0g |

### アイスコーヒー
(S)

炭水化物 **1.5**g　9kcal

| たんぱく質 | 脂質 | 塩分 |
|---|---|---|
| 0.5g | 0g | 0g |

### カフェ・ラテ
(S)

炭水化物 **6.0**g　73kcal

| たんぱく質 | 脂質 | 塩分 |
|---|---|---|
| 3.8g | 3.7g | 0.1g |

### アイスカフェ・ラテ
(S)

炭水化物 **3.5**g　37kcal

| たんぱく質 | 脂質 | 塩分 |
|---|---|---|
| 2.0g | 1.7g | 0.1g |

### カプチーノ
(S)

炭水化物 **5.6**g　67kcal

| たんぱく質 | 脂質 | 塩分 |
|---|---|---|
| 3.5g | 3.4g | 0.1g |

### 宇治抹茶ラテ
(S)

炭水化物 **21.9**g　132kcal

| たんぱく質 | 脂質 | 塩分 |
|---|---|---|
| 3.9g | 3.3g | 0.1g |

### ココア
(S)

炭水化物 **22.4**g　177kcal

| たんぱく質 | 脂質 | 塩分 |
|---|---|---|
| 3.1g | 8.3g | 0.3g |

## コーヒーショップ

### ロイヤルミルクティー（ホット）(S)

炭水化物 **6.8**g | 87kcal
たんぱく質 4.6g | 脂質 4.6g | 塩分 0.1g

### ロイヤルミルクティー（アイス）(S)

炭水化物 **4.5**g | 51kcal
たんぱく質 3.0g | 脂質 2.6g | 塩分 0.2g

### レタスドッグ

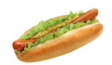

炭水化物 **28.1**g | 309kcal
たんぱく質 11.1g | 脂質 17.0g | 塩分 2.3g

### ミラノサンドB
ごろっとアボカドとぷりっとエビ

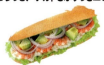

炭水化物 **45.0**g | 441kcal
たんぱく質 12.0g | 脂質 24.1g | 塩分 1.7g

### クロックムッシュ

炭水化物 **47.7**g | 396kcal
たんぱく質 16.2g | 脂質 15.6g | 塩分 1.9g

### モーニングA
ハムタマゴサラダ
*モーニングセット限定メニュー

炭水化物 **26.9**g | 318kcal
たんぱく質 11.9g | 脂質 17.9g | 塩分 1.2g

### ミルクレープ

炭水化物 **19.7**g | 260kcal
たんぱく質 3.0g | 脂質 18.6g | 塩分 0.2g

### かぼちゃのタルト

炭水化物 **37.6**g | 329kcal
たんぱく質 4.3g | 脂質 18.1g | 塩分 0.2g

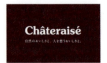

## シャトレーゼ

*「やさしい糖質生活」シリーズの糖質量はエリスリトール（P142参照）など体内で使われない、または血糖値を上げにくい糖質を除いた数値です。

### やさしい糖質生活 ムースケーキ ショコラ＆フランボワーズ

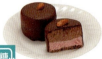

糖↓ 糖質 **4.5**g  238kcal

| たんぱく質 | 脂質 | 塩分 |
| --- | --- | --- |
| 4.0g | 22.0g | 0.06g |

### やさしい糖質生活 ショートケーキ

糖↓ 糖質 **5.0**g  243kcal

| たんぱく質 | 脂質 | 塩分 |
| --- | --- | --- |
| 4.2g | 21.5g | 0.07g |

### やさしい糖質生活 プリン キャラメルナッツクリーム

糖↓ 糖質 **2.6**g  135kcal

| たんぱく質 | 脂質 | 塩分 |
| --- | --- | --- |
| 2.1g | 11.7g | 0.07g |

### やさしい糖質生活 どら焼き

糖↓ 糖質 **4.8**g  100kcal

| たんぱく質 | 脂質 | 塩分 |
| --- | --- | --- |
| 6.5g | 4.6g | 0.47g |

### やさしい糖質生活 どら焼き抹茶

糖↓ 糖質 **4.4**g  99kcal

| たんぱく質 | 脂質 | 塩分 |
| --- | --- | --- |
| 6.6g | 4.6g | 0.46g |

### やさしい糖質生活 アイス バニラ

糖↓ 糖質 **5.0**g  78kcal

| たんぱく質 | 脂質 | 塩分 |
| --- | --- | --- |
| 2.3g | 4.4g | 0.06g |

### やさしい糖質生活 アイス 宇治抹茶

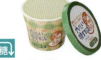

糖↓ 糖質 **5.0**g  78kcal

| たんぱく質 | 脂質 | 塩分 |
| --- | --- | --- |
| 2.5g | 4.2g | 0.06g |

## スイーツ・パン

### やさしい糖質生活 テーブルパン

糖↓

糖質 **2.5**g | 86kcal

| たんぱく質 | 脂質 | 塩分 |
|---|---|---|
| 6.1g | 4.7g | 0.37g |

### やさしい糖質生活 テーブルパン ベーコンペッパー

糖↓

糖質 **2.5**g | 99kcal

| たんぱく質 | 脂質 | 塩分 |
|---|---|---|
| 6.8g | 5.9g | 0.49g |

### やさしい糖質生活 ピザ マルゲリータ

糖↓

糖質 **5.6**g | 215kcal

| たんぱく質 | 脂質 | 塩分 |
|---|---|---|
| 12.9g | 13.8g | 0.81g |

### やさしい糖質生活 ピザ 4種のチーズ

糖↓

糖質 **4.5**g | 217kcal

| たんぱく質 | 脂質 | 塩分 |
|---|---|---|
| 13.6g | 14.6g | 0.61g |

### やさしい糖質生活×ラ・ピュルク とろける生チョコ風
（1箱25粒入り）

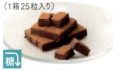

糖↓

糖質 **5.4**g | 326kcal

| たんぱく質 | 脂質 | 塩分 |
|---|---|---|
| 4.1g | 31.1g | 0.09g |

### しぼりたて牛乳ヨーグルト

糖質 **11.4**g | 75kcal

| たんぱく質 | 脂質 | 塩分 |
|---|---|---|
| 2.8g | 2.2g | 0.13g |

### 濃密生クリームヨーグルト

糖質 **10.5**g | 90kcal

| たんぱく質 | 脂質 | 塩分 |
|---|---|---|
| 2.6g | 4.2g | 0.11g |

### 白州名水珈琲ゼリー

糖質 **13.8**g | 105kcal

| たんぱく質 | 脂質 | 塩分 |
|---|---|---|
| 0.6g | 5.1g | 0.06g |

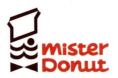

## ミスタードーナツ

## ハニーディップ

炭水化物 **24.0**g ：234kcal

| たんぱく質 | 脂質 | 塩分 |
| --- | --- | --- |
| 3.7g | 13.6g | 0.6g |

## エンゼルクリーム

炭水化物 **19.8**g ：206kcal

| たんぱく質 | 脂質 | 塩分 |
| --- | --- | --- |
| 3.1g | 12.6g | 0.4g |

## フレンチクルーラー

炭水化物 **15.8**g ：170kcal

| たんぱく質 | 脂質 | 塩分 |
| --- | --- | --- |
| 1.4g | 11.1g | 0.2g |

## オールドファッション

炭水化物 **28.6**g ：328kcal

| たんぱく質 | 脂質 | 塩分 |
| --- | --- | --- |
| 3.3g | 21.9g | 0.7g |

## ダブルチョコレート

炭水化物 **26.1**g ：267kcal

| たんぱく質 | 脂質 | 塩分 |
| --- | --- | --- |
| 3.4g | 16.3g | 0.6g |

## ポン・デ・黒糖

炭水化物 **22.6**g ：215kcal

| たんぱく質 | 脂質 | 塩分 |
| --- | --- | --- |
| 1.2g | 13.0g | 0.6g |

## ハニーチュロ

炭水化物 **25.3**g ：216kcal

| たんぱく質 | 脂質 | 塩分 |
| --- | --- | --- |
| 3.7g | 11.0g | 0.5g |

スイーツ・パン

**BAGEL & BAGEL®**

## ベーグル&ベーグル

＊ベーグルサンドのベーグルはプレーンの場合です。

### プレーンベーグル

糖質 **42.3**g 237kcal

| たんぱく質 | 脂質 | 塩分 |
|---|---|---|
| 8.5g | 1.0g | 1.0g |

### ブルーベリーベーグル

糖質 **46.1**g 246kcal

| たんぱく質 | 脂質 | 塩分 |
|---|---|---|
| 8.0g | 1.0g | 1.0g |

### スーパー13グレインベーグル

糖質 **42.1**g 224kcal

| たんぱく質 | 脂質 | 塩分 |
|---|---|---|
| 8.1g | 1.5g | 0.7g |

### 緑野菜ベーグル

糖質 **43.3**g 222kcal

| たんぱく質 | 脂質 | 塩分 |
|---|---|---|
| 7.8g | 1.1g | 1.0g |

### クリームチーズサンド・プレーン

糖質 **48.2**g 346kcal

| たんぱく質 | 脂質 | 塩分 |
|---|---|---|
| 9.9g | 11.7g | 1.4g |

### ベーグルサンド・ハーブチキン&彩り野菜

糖質 **49.3**g 338kcal

| たんぱく質 | 脂質 | 塩分 |
|---|---|---|
| 14.3g | 9.9g | 2.0g |

### ベーグルサンド・スモークサーモン&クリームチーズ

糖質 **48.0**g 383kcal

| たんぱく質 | 脂質 | 塩分 |
|---|---|---|
| 14.4g | 13.0g | 2.0g |

## マリオンクレープ

### バナナチョコクリーム

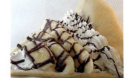

糖質 **52.5**g | 366kcal

| たんぱく質 | 脂質 | 塩分 |
|---|---|---|
| 5.1g | 14.8g | 0.5g |

### あずきいちごクリーム

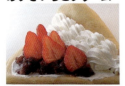

糖質 **56.7**g | 382kcal

| たんぱく質 | 脂質 | 塩分 |
|---|---|---|
| 5.8g | 13.7g | 0.6g |

### シナモンアップル

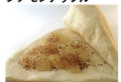

糖質 **44.8**g | 217kcal

| たんぱく質 | 脂質 | 塩分 |
|---|---|---|
| 3.9g | 2.1g | 0.5g |

### ブルーベリージャムチーズ

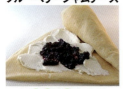

糖質 **42.6**g | 279kcal

| たんぱく質 | 脂質 | 塩分 |
|---|---|---|
| 5.5g | 8.7g | 0.6g |

### いちごチーズケーキスペシャル

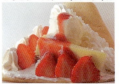

糖質 **58.3**g | 455kcal

| たんぱく質 | 脂質 | 塩分 |
|---|---|---|
| 8.5g | 20.0g | 0.7g |

### カスタードチョコスペシャル

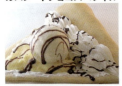

糖質 **55.3**g | 392kcal

| たんぱく質 | 脂質 | 塩分 |
|---|---|---|
| 6.8g | 15.3g | 0.6g |

### ツナピザチーズ

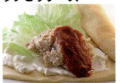

糖質 **37.6**g | 392kcal

| たんぱく質 | 脂質 | 塩分 |
|---|---|---|
| 13.6g | 20.2g | 1.4g |

スイーツ・パン

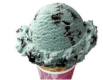

サーティワン
アイスクリーム

＊すべてレギュラーサイズの場合です。コーン別。

### チョコレートミント

炭水化物 **27.0**g 253kcal
| たんぱく質 | 脂質 | 塩分 |
| --- | --- | --- |
| 4.0g | 15.0g | 0.3g |

### ストロベリーチーズケーキ

炭水化物 **29.0**g 253kcal
| たんぱく質 | 脂質 | 塩分 |
| --- | --- | --- |
| 4.0g | 13.0g | 0.4g |

### ナッツトゥユー

炭水化物 **25.0**g 275kcal
| たんぱく質 | 脂質 | 塩分 |
| --- | --- | --- |
| 5.0g | 18.0g | 0.3g |

### 抹茶

炭水化物 **24.0**g 236kcal
| たんぱく質 | 脂質 | 塩分 |
| --- | --- | --- |
| 4.0g | 12.0g | 0.3g |

### キャラメルリボン

炭水化物 **31.0**g 242kcal
| たんぱく質 | 脂質 | 塩分 |
| --- | --- | --- |
| 4.0g | 12.0g | 0.3g |

### ラムレーズン

炭水化物 **33.0**g 242kcal
| たんぱく質 | 脂質 | 塩分 |
| --- | --- | --- |
| 3.0g | 11.0g | 0.2g |

### オレンジソルベ

炭水化物 **42.0**g 170kcal
| たんぱく質 | 脂質 | 塩分 |
| --- | --- | --- |
| 0g | 0g | 0g |

## サイゼリヤ

## タラコソースシシリー風

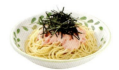

炭水化物 **76.6**g 618kcal
| たんぱく質 | 脂質 | 塩分 |
|---|---|---|
| 17.8g | 24.4g | 3.1g |

## 半熟卵のカルボナーラ

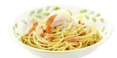

炭水化物 **78.2**g 838kcal
| たんぱく質 | 脂質 | 塩分 |
|---|---|---|
| 29.7g | 44.3g | 2.9g |

## イカの墨入りスパゲッティ

炭水化物 **78.0**g 603kcal
| たんぱく質 | 脂質 | 塩分 |
|---|---|---|
| 22.0g | 21.8g | 3.1g |

## パルマ風スパゲッティ

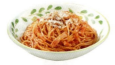

炭水化物 **84.6**g 719kcal
| たんぱく質 | 脂質 | 塩分 |
|---|---|---|
| 19.4g | 32.8g | 3.9g |

## ペペロンチーノ

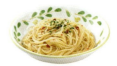

炭水化物 **75.5**g 527kcal
| たんぱく質 | 脂質 | 塩分 |
|---|---|---|
| 14.0g | 20.3g | 2.8g |

## ミートソースボロニア風

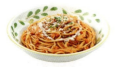

炭水化物 **82.3**g 579kcal
| たんぱく質 | 脂質 | 塩分 |
|---|---|---|
| 21.5g | 17.9g | 3.7g |

## シーフードグラタン

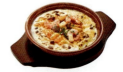

炭水化物 **40.0**g 464kcal
| たんぱく質 | 脂質 | 塩分 |
|---|---|---|
| 12.1g | 26.7g | 2.5g |

カフェ・レストラン

## ミラノ風ドリア

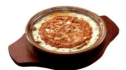

炭水化物 **60.6**g　460kcal

| たんぱく質 | 脂質 | 塩分 |
|---|---|---|
| 12.1g | 26.7g | 2.3g |

## マルゲリータピザ

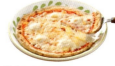

炭水化物 **51.2**g　549kcal

| たんぱく質 | 脂質 | 塩分 |
|---|---|---|
| 26.7g | 26.7g | 2.3g |

## イタリアンハンバーグ
＊ソースは別

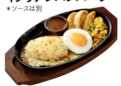

炭水化物 **27.6**g　620kcal

| たんぱく質 | 脂質 | 塩分 |
|---|---|---|
| 36.7g | 40.6g | 3.2g |

## 若鶏のグリル
（ディアボラ風）

炭水化物 **20.0**g　524kcal

| たんぱく質 | 脂質 | 塩分 |
|---|---|---|
| 30.4g | 36.1g | 1.5g |

## プロシュート
（パルマ産熟成生ハム）

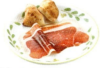

炭水化物 **17.5**g　162kcal

| たんぱく質 | 脂質 | 塩分 |
|---|---|---|
| 9.7g | 6.0g | 1.8g |

## シェフサラダ
（クルミ入り）

炭水化物 **6.1**g　187kcal

| たんぱく質 | 脂質 | 塩分 |
|---|---|---|
| 3.7g | 18.0g | 0.8g |

## フレッシュチーズと
トマトのサラダ

炭水化物 **3.2**g　203kcal

| たんぱく質 | 脂質 | 塩分 |
|---|---|---|
| 10.8g | 16.2g | 0.3g |

## アイスティラミス

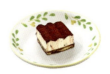

炭水化物 **16.9**g　189kcal

| たんぱく質 | 脂質 | 塩分 |
|---|---|---|
| 2.6g | 12.4g | 0g |

## グラッチェ
## ガーデンズ

### プレーンピッツァ

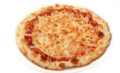

炭水化物 **98.1**g | 832kcal
| たんぱく質 | 脂質 | 塩分 |
| --- | --- | --- |
| 33.7g | 34.8g | 4.5g |

### ピッツァマルゲリータ

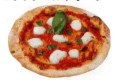

炭水化物 **97.6**g | 714kcal
| たんぱく質 | 脂質 | 塩分 |
| --- | --- | --- |
| 24.9g | 24.9g | 3.9g |

### ベーコンとポテトのピッツァ

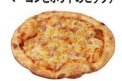

炭水化物 **109.0**g | 1015kcal
| たんぱく質 | 脂質 | 塩分 |
| --- | --- | --- |
| 38.4g | 48.6g | 5.3g |

### グランミートピッツァ

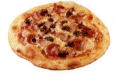

炭水化物 **103.0**g | 1084kcal
| たんぱく質 | 脂質 | 塩分 |
| --- | --- | --- |
| 46.8g | 54.9g | 6.7g |

### マヨコーンピッツァ

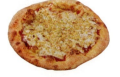

炭水化物 **110.2**g | 967kcal
| たんぱく質 | 脂質 | 塩分 |
| --- | --- | --- |
| 35.6g | 43.1g | 4.7g |

### ゴルゴンゾーラチーズが入ったピッツァ（ハチミツ添え）

炭水化物 **103.8**g | 861kcal
| たんぱく質 | 脂質 | 塩分 |
| --- | --- | --- |
| 35.0g | 35.0g | 4.5g |

### 食べるスープミネストポトフ（M）

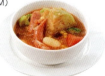

炭水化物 **22.9**g | 194kcal
| たんぱく質 | 脂質 | 塩分 |
| --- | --- | --- |
| 7.4g | 8.5g | 3.5g |

カフェ・レストラン

## 彩り野菜とペンネのグラタン

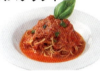

炭水化物 **50.0**g | 519kcal
たんぱく質 20.0g | 脂質 27.1g | 塩分 3.0g

## 海老ドリア

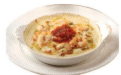

炭水化物 **60.0**g | 577kcal
たんぱく質 23.5g | 脂質 26.1g | 塩分 2.9g

## にんにくとトマトのスパゲッティ

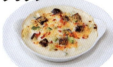

炭水化物 **86.9**g | 648kcal
たんぱく質 15.7g | 脂質 26.6g | 塩分 2.4g

## 厚切りベーコンと彩り野菜のトマトソーススパゲッティ

炭水化物 **89.8**g | 656kcal
たんぱく質 19.9g | 脂質 24.7g | 塩分 3.0g

## 海老とブロッコリーのアヒージョ

炭水化物 **5.1**g | 482kcal
たんぱく質 14.3g | 脂質 44.9g | 塩分 1.2g

## トマトのアヒージョ

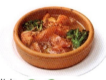

炭水化物 **9.0**g | 509kcal
たんぱく質 7.4g | 脂質 49.9g | 塩分 1.2g

## ガーリックトースト
（2個）

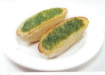

炭水化物 **31.1**g | 344kcal
たんぱく質 6.1g | 脂質 21.6g | 塩分 1.1g

## イタ飯（ガーリックライス）

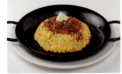

炭水化物 **111.4**g | 674kcal
たんぱく質 15.1g | 脂質 16.0g | 塩分 2.7g

## ガスト

### 1日分の野菜のベジ塩タンメン（糖質0麺）

糖↓

炭水化物 **25.7**g | 457kcal

| たんぱく質 | 脂質 | 塩分 |
|---|---|---|
| 12.2g | 35.3g | 7.3g |

### トマトとバジルのイタリアンハンバーグ

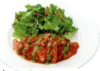

炭水化物 **20.1**g | 639kcal

| たんぱく質 | 脂質 | 塩分 |
|---|---|---|
| 29.0g | 49.4g | 2.8g |

### 若鶏のグリルガーリックソース

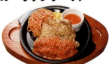

炭水化物 **41.9**g | 815kcal

| たんぱく質 | 脂質 | 塩分 |
|---|---|---|
| 46.7g | 48.7g | 2.6g |

### トンテキ

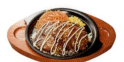

炭水化物 **63.1**g | 871kcal

| たんぱく質 | 脂質 | 塩分 |
|---|---|---|
| 36.5g | 50.0g | 5.7g |

### ミックスグリル

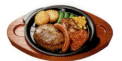

炭水化物 **34.8**g | 977kcal

| たんぱく質 | 脂質 | 塩分 |
|---|---|---|
| 49.3g | 69.2g | 3.6g |

### オムライスビーフシチューソース

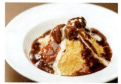

炭水化物 **73.6**g | 853kcal

| たんぱく質 | 脂質 | 塩分 |
|---|---|---|
| 29.7g | 45.7g | 4.7g |

### チーズINハンバーグ

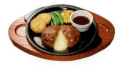

炭水化物 **26.4**g | 758kcal

| たんぱく質 | 脂質 | 塩分 |
|---|---|---|
| 30.5g | 59.4g | 2.6g |

カフェ・レストラン

### 牛カルビとミックスフライ和膳

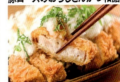

炭水化物 **109.7**g | 1184kcal
たんぱく質 31.2g | 脂質 65.9g | 塩分 5.6g

### 豚ロースのおろしとんかつ和膳

炭水化物 **141.2**g | 1164kcal
たんぱく質 37.0g | 脂質 48.2g | 塩分 7.6g

### まぐろと釜揚げしらすの彩り丼（味噌汁付き）

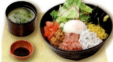

炭水化物 **108.9**g | 748kcal
たんぱく質 39.1g | 脂質 14.7g | 塩分 5.6g

### 温玉きのこ雑炊

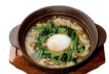

炭水化物 **60.7**g | 368kcal
たんぱく質 14.7g | 脂質 7.2g | 塩分 3.4g

### 生ハムのシーザーサラダ

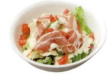

炭水化物 **3.3**g | 172kcal
たんぱく質 3.7g | 脂質 16.1g | 塩分 1.0g

### アボカドシュリンプサラダ

炭水化物 **11.0**g | 334kcal
たんぱく質 13.0g | 脂質 28.3g | 塩分 1.5g

### 糖質控えめ・バニラアイスケーキ

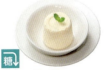

糖↓
炭水化物 **5.3**g | 163kcal
たんぱく質 2.8g | 脂質 14.6g | 塩分 0.1g

### ストーンアイスパフェ抹茶ムース・つぶあん

炭水化物 **57.9**g | 471kcal
たんぱく質 7.8g | 脂質 23.1g | 塩分 0.2g

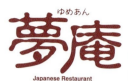

夢庵

## 二八せいろそば

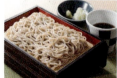

炭水化物 **66.4**g 373kcal

| たんぱく質 | 脂質 | 塩分 |
|---|---|---|
| 19.4g | 3.1g | 3.4g |

## とろろ二八せいろそば

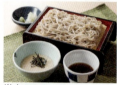

炭水化物 **72.9**g 402kcal

| たんぱく質 | 脂質 | 塩分 |
|---|---|---|
| 20.4g | 3.1g | 3.9g |

## ねばとろそば

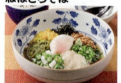

炭水化物 **82.8**g 589kcal

| たんぱく質 | 脂質 | 塩分 |
|---|---|---|
| 35.4g | 12.6g | 6.4g |

## 海老天二八せいろそば

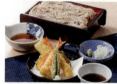

炭水化物 **89.3**g 608kcal

| たんぱく質 | 脂質 | 塩分 |
|---|---|---|
| 30.5g | 13.7g | 5.1g |

## つるかめうどん

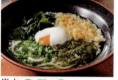

炭水化物 **95.8**g 603kcal

| たんぱく質 | 脂質 | 塩分 |
|---|---|---|
| 22.8g | 14.2g | 7.0g |

## 夢庵カレーうどん

炭水化物 **105.3**g 692kcal

| たんぱく質 | 脂質 | 塩分 |
|---|---|---|
| 16.3g | 22.5g | 6.1g |

## 海老天ぷらうどん

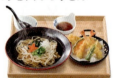

炭水化物 **116.8**g 737kcal

| たんぱく質 | 脂質 | 塩分 |
|---|---|---|
| 25.5g | 18.6g | 7.7g |

カフェ・レストラン

## 野菜たっぷりタンメンうどん

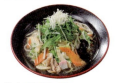

炭水化物 **95.9**g | 602kcal
| たんぱく質 | 脂質 | 塩分 |
| --- | --- | --- |
| 15.8g | 18.5g | 6.8g |

## 天丼

炭水化物 **142.8**g | 885kcal
| たんぱく質 | 脂質 | 塩分 |
| --- | --- | --- |
| 24.1g | 21.6g | 3.2g |

## 天ぷら盛り合わせ

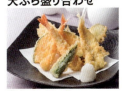

炭水化物 **34.2**g | 363kcal
| たんぱく質 | 脂質 | 塩分 |
| --- | --- | --- |
| 16.0g | 17.7g | 1.9g |

## 天ぷら 海老天

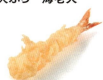

炭水化物 **8.8**g | 80kcal
| たんぱく質 | 脂質 | 塩分 |
| --- | --- | --- |
| 4.2g | 2.8g | 1.3g |

## 天ぷら なす天
（2コ）

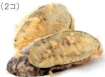

炭水化物 **13.7**g | 117kcal
| たんぱく質 | 脂質 | 塩分 |
| --- | --- | --- |
| 2.3g | 5.7g | 1.1g |

## 天ぷら かぼちゃ天
（2コ）

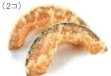

炭水化物 **12.1**g | 85kcal
| たんぱく質 | 脂質 | 塩分 |
| --- | --- | --- |
| 2.1g | 2.9g | 1.1g |

## 豆富のサラダ

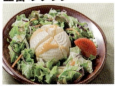

炭水化物 **20.8**g | 224kcal
| たんぱく質 | 脂質 | 塩分 |
| --- | --- | --- |
| 17.0g | 7.8g | 3.5g |

## 銀だらみりん焼き

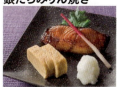

炭水化物 **7.7**g | 201kcal
| たんぱく質 | 脂質 | 塩分 |
| --- | --- | --- |
| 14.0g | 12.7g | 1.8g |

バーミヤン

## ベーコンの青菜炒め

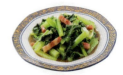

炭水化物 **9.0**g 280kcal

| たんぱく質 | 脂質 | 塩分 |
| --- | --- | --- |
| 10.6g | 23.7g | 3.0g |

## 豆腐のバンバンジーサラダ

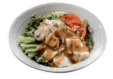

炭水化物 **15.6**g 359kcal

| たんぱく質 | 脂質 | 塩分 |
| --- | --- | --- |
| 17.0g | 26.5g | 1.7g |

## 特製コク旨マーボー豆腐

炭水化物 **19.1**g 482kcal

| たんぱく質 | 脂質 | 塩分 |
| --- | --- | --- |
| 17.2g | 38.1g | 3.0g |

## ホイコーロウ

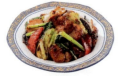

炭水化物 **30.5**g 769kcal

| たんぱく質 | 脂質 | 塩分 |
| --- | --- | --- |
| 21.8g | 63.4g | 3.4g |

## 2種ソースで仕上げた油淋鶏

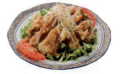

炭水化物 **33.9**g 871kcal

| たんぱく質 | 脂質 | 塩分 |
| --- | --- | --- |
| 35.1g | 64.2g | 4.4g |

## 香港風酢豚

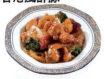

炭水化物 **73.1**g 880kcal

| たんぱく質 | 脂質 | 塩分 |
| --- | --- | --- |
| 14.2g | 58.0g | 3.5g |

## 本格焼餃子
(6コ)

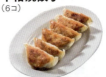

炭水化物 **37.7**g 508kcal

| たんぱく質 | 脂質 | 塩分 |
| --- | --- | --- |
| 11.2g | 34.1g | 1.8g |

専門店

### 小籠包[香酢+針しょうが付]
（4コ）

炭水化物 **49.7**g 349kcal

| たんぱく質 | 脂質 | 塩分 |
|---|---|---|
| 14.5g | 12.0g | 1.5g |

### 海老春巻
（2本）

炭水化物 **12.2**g 240kcal

| たんぱく質 | 脂質 | 塩分 |
|---|---|---|
| 8.1g | 17.2g | 0.5g |

### 蟹入り天津飯

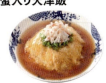

炭水化物 **72.6**g 898kcal

| たんぱく質 | 脂質 | 塩分 |
|---|---|---|
| 25.1g | 54.0g | 4.4g |

### 中華丼

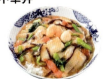

炭水化物 **84.0**g 710kcal

| たんぱく質 | 脂質 | 塩分 |
|---|---|---|
| 18.8g | 32.4g | 4.2g |

### チャーハン

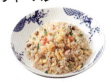

炭水化物 **96.3**g 796kcal

| たんぱく質 | 脂質 | 塩分 |
|---|---|---|
| 19.8g | 36.5g | 4.4g |

### 蟹あんかけチャーハン

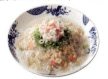

炭水化物 **105.0**g 934kcal

| たんぱく質 | 脂質 | 塩分 |
|---|---|---|
| 26.4g | 44.8g | 7.1g |

### 五目焼そば

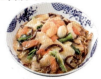

炭水化物 **82.5**g 1051kcal

| たんぱく質 | 脂質 | 塩分 |
|---|---|---|
| 23.2g | 69.6g | 6.0g |

### バーミヤンラーメン

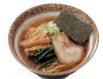

炭水化物 **83.2**g 794kcal

| たんぱく質 | 脂質 | 塩分 |
|---|---|---|
| 27.0g | 40.9g | 9.4g |

## ステーキガスト

### 熟成赤身ログステーキ
(スモール 150g)

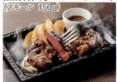

炭水化物 **11.5**g | 461kcal

| たんぱく質 | 脂質 | 塩分 |
|---|---|---|
| 30.6g | 31.3g | 0.4g |

### ヒレステーキ

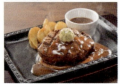

炭水化物 **14.0**g | 439kcal

| たんぱく質 | 脂質 | 塩分 |
|---|---|---|
| 28.3g | 29.1g | 0.8g |

### 熟成カットステーキ
(約160g)

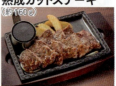

炭水化物 **13.0**g | 511kcal

| たんぱく質 | 脂質 | 塩分 |
|---|---|---|
| 29.7g | 36.0g | 0.7g |

### MEGA5
(約500g)

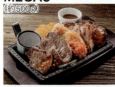

炭水化物 **31.4**g | 1441kcal

| たんぱく質 | 脂質 | 塩分 |
|---|---|---|
| 90.6g | 101.7g | 4.5g |

### 大葉おろしの熟成赤身ログステーキ
(スモール 150g)

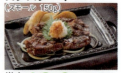

炭水化物 **13.9**g | 472kcal

| たんぱく質 | 脂質 | 塩分 |
|---|---|---|
| 30.9g | 31.3g | 0.4g |

### チキンステーキ

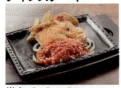

炭水化物 **11.4**g | 662kcal

| たんぱく質 | 脂質 | 塩分 |
|---|---|---|
| 41.6g | 47.6g | 0.5g |

### 切り落としビーフ

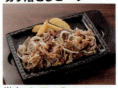

炭水化物 **15.8**g | 695kcal

| たんぱく質 | 脂質 | 塩分 |
|---|---|---|
| 31.5g | 53.7g | 0.5g |

**専門店**

## 目玉焼きハンバーグ

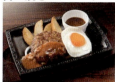

炭水化物 **23.4**g　583kcal

| たんぱく質 | 脂質 | 塩分 |
|---|---|---|
| 32.9g | 39.2g | 2.2g |

## チーズINハンバーグ

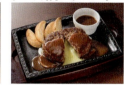

炭水化物 **24.1**g　710kcal

| たんぱく質 | 脂質 | 塩分 |
|---|---|---|
| 29.8g | 55.6g | 2.1g |

## チーズをのせたチーズINハンバーグ

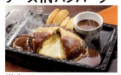

炭水化物 **24.2**g　753kcal

| たんぱく質 | 脂質 | 塩分 |
|---|---|---|
| 32.3g | 59.2g | 2.5g |

## 熟成赤身ログステーキ（150g）&ハンバーグ

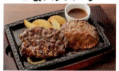

炭水化物 **23.5**g　832kcal

| たんぱく質 | 脂質 | 塩分 |
|---|---|---|
| 54.7g | 56.2g | 2.3g |

## ハンバーグ&唐揚げ

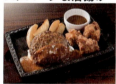

炭水化物 **32.6**g　717kcal

| たんぱく質 | 脂質 | 塩分 |
|---|---|---|
| 40.2g | 46.0g | 3.5g |

## 大葉おろしのハンバーグ

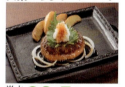

炭水化物 **23.5**g　442kcal

| たんぱく質 | 脂質 | 塩分 |
|---|---|---|
| 24.9g | 27.5g | 1.7g |

## 三元豚のしょうゆ糀漬けグリル

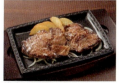

炭水化物 **25.0**g　598kcal

| たんぱく質 | 脂質 | 塩分 |
|---|---|---|
| 32.3g | 38.9g | 3.1g |

## ステーキ屋さんのビーフシチュー

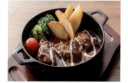

炭水化物 **29.1**g　749kcal

| たんぱく質 | 脂質 | 塩分 |
|---|---|---|
| 40.0g | 50.7g | 2.6g |

## 大戸屋

*定食、セットは、すべてご飯、みそ汁、お新香がセットされた総カロリーです。お新香、みそ汁の具材は時期により変わることがあります。

### 鶏と野菜の黒酢あん定食

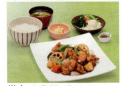

炭水化物 **137.1**g | 995kcal
たんぱく質 27.5g | 脂質 36.0g | 塩分 5.2g

### 真だらと野菜の黒酢あん定食

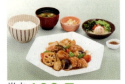

炭水化物 **139.7**g | 857kcal
たんぱく質 24.9g | 脂質 20.6g | 塩分 5.1g

### 四元豚とたっぷり野菜の蒸し鍋定食

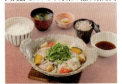

炭水化物 **93.8**g | 643kcal
たんぱく質 19.1g | 脂質 20.4g | 塩分 3.4g

### 大戸屋風ばくだん丼

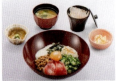

炭水化物 **89.3**g | 548kcal
たんぱく質 21.9g | 脂質 10.2g | 塩分 2.5g

### 四元豚のヒレかつ定食

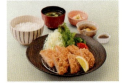

炭水化物 **102.4**g | 693kcal
たんぱく質 31.0g | 脂質 16.1g | 塩分 3.1g

### 手造り豆腐のトロトロ煮定食

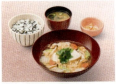

炭水化物 **89.3**g | 535kcal
たんぱく質 19.7g | 脂質 10.2g | 塩分 5.9g

### すけそう鱈の生姜みぞれあん定食

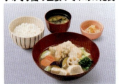

炭水化物 **108.2**g | 668kcal
たんぱく質 27.3g | 脂質 12.3g | 塩分 4.9g

専門店

## さばの炭火焼き定食

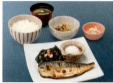

炭水化物 **85.5**g 908kcal

| たんぱく質 | 脂質 | 塩分 |
|---|---|---|
| 37.5g | 46.3g | 5.1g |

## 炭火焼きビフテキ定食

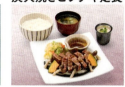

炭水化物 **85.7**g 738kcal

| たんぱく質 | 脂質 | 塩分 |
|---|---|---|
| 31.2g | 27.0g | 5.1g |

## 香味唐揚げ定食

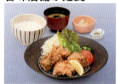

炭水化物 **101.4**g 992kcal

| たんぱく質 | 脂質 | 塩分 |
|---|---|---|
| 41.9g | 43.4g | 4.8g |

## もろみチキンの炭火焼き定食

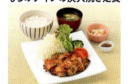

炭水化物 **80.6**g 808kcal

| たんぱく質 | 脂質 | 塩分 |
|---|---|---|
| 41.9g | 31.9g | 5.2g |

## 炭火焼きバジルチキンサラダ定食

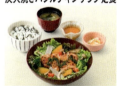

炭水化物 **96.6**g 804kcal

| たんぱく質 | 脂質 | 塩分 |
|---|---|---|
| 31.2g | 31.1g | 5.8g |

## 大戸屋ランチ

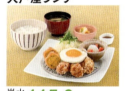

炭水化物 **115.2**g 870kcal

| たんぱく質 | 脂質 | 塩分 |
|---|---|---|
| 29.1g | 30.7g | 4.5g |

## 炭火焼き鶏の親子重

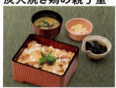

炭水化物 **91.9**g 832kcal

| たんぱく質 | 脂質 | 塩分 |
|---|---|---|
| 41.0g | 29.1g | 5.6g |

## まぐろご飯とせいろ蕎麦

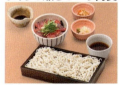

炭水化物 **139.6**g 677kcal

| たんぱく質 | 脂質 | 塩分 |
|---|---|---|
| 30.8g | 2.4g | 3.8g |

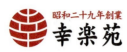

## 幸楽苑

### あっさり中華そば

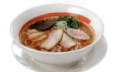

炭水化物 **82.6**g 579kcal

| たんぱく質 | 脂質 | 塩分 |
|---|---|---|
| 22.7g | 17.0g | 7.4g |

### 塩ねぎらーめん

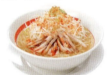

炭水化物 **81.7**g 648kcal

| たんぱく質 | 脂質 | 塩分 |
|---|---|---|
| 24.2g | 25.4g | 8.2g |

### 味噌野菜らーめん

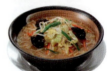

炭水化物 **110.1**g 941kcal

| たんぱく質 | 脂質 | 塩分 |
|---|---|---|
| 38.2g | 35.0g | 9.4g |

### 豚バラチャーシューめん

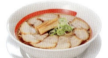

炭水化物 **78.5**g 769kcal

| たんぱく質 | 脂質 | 塩分 |
|---|---|---|
| 35.2g | 35.1g | 8.4g |

### つけめん

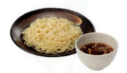

炭水化物 **87.8**g 536kcal

| たんぱく質 | 脂質 | 塩分 |
|---|---|---|
| 20.0g | 11.8g | 6.1g |

### ギョーザ

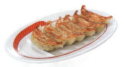

炭水化物 **29.9**g 278kcal

| たんぱく質 | 脂質 | 塩分 |
|---|---|---|
| 8.2g | 14.1g | 1.6g |

### 絶品半チャーハン

炭水化物 **49.9**g 394kcal

| たんぱく質 | 脂質 | 塩分 |
|---|---|---|
| 9.4g | 16.3g | 2.5g |

専門店

## ぼてぢゅう 道頓堀／總本店

### 豚お好み焼

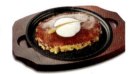

炭水化物 **48.0**g 646kcal
| たんぱく質 | 脂質 | 塩分 |
| --- | --- | --- |
| 25.2g | 43.4g | 4.68g |

### いか玉

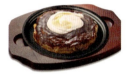

炭水化物 **48.1**g 480kcal
| たんぱく質 | 脂質 | 塩分 |
| --- | --- | --- |
| 28.5g | 24.3g | 4.98g |

### ねぎ焼（すじコン入）

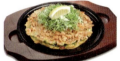

炭水化物 **68.0**g 678kcal
| たんぱく質 | 脂質 | 塩分 |
| --- | --- | --- |
| 38.3g | 31.5g | 5.45g |

### おおさかモダン

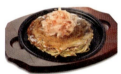

炭水化物 **49.4**g 688kcal
| たんぱく質 | 脂質 | 塩分 |
| --- | --- | --- |
| 29.6g | 43.6g | 10.66g |

### ミックス月見焼そば

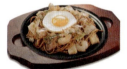

炭水化物 **78.2**g 930kcal
| たんぱく質 | 脂質 | 塩分 |
| --- | --- | --- |
| 39.1g | 47.4g | 14.93g |

### えび海鮮オムそば

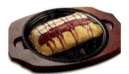

炭水化物 **56.0**g 688kcal
| たんぱく質 | 脂質 | 塩分 |
| --- | --- | --- |
| 42.5g | 35.2g | 11.04g |

### とんぺい焼

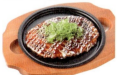

炭水化物 **17.1**g 482kcal
| たんぱく質 | 脂質 | 塩分 |
| --- | --- | --- |
| 27.5g | 36.5g | 2.78g |

## 海鮮三崎港

＊数値は１皿あたり（握り２カン、巻物１本）のものです。

### まぐろ

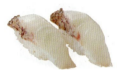

炭水化物 **12.3**g | 97kcal
たんぱく質 8.4g | 脂質 1.6g | 塩分 0.4g

### はまち

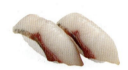

炭水化物 **12.4**g | 127kcal
たんぱく質 6.8g | 脂質 5.6g | 塩分 0.4g

### 真鯛

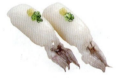

炭水化物 **12.3**g | 99kcal
たんぱく質 6.1g | 脂質 2.8g | 塩分 0.4g

### 甘海老

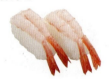

炭水化物 **12.3**g | 70kcal
たんぱく質 4.8g | 脂質 0.2g | 塩分 0.6g

### やりいか姿

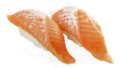

炭水化物 **12.3**g | 77kcal
たんぱく質 6.1g | 脂質 0.4g | 塩分 0.6g

### 生あじ

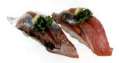

炭水化物 **12.2**g | 84kcal
たんぱく質 6.4g | 脂質 1.1g | 塩分 0.5g

### とろサーモン

炭水化物 **12.3**g | 168kcal
たんぱく質 5.1g | 脂質 10.9g | 塩分 0.4g

専門店

## つぶ貝

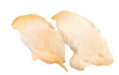

炭水化物 **12.7**g  69kcal

| たんぱく質 | 脂質 | 塩分 |
|---|---|---|
| 4.1g | 0.2g | 0.6g |

## 玉子

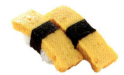

炭水化物 **17.3**g  144kcal

| たんぱく質 | 脂質 | 塩分 |
|---|---|---|
| 6.1g | 5.6g | 1.1g |

## やわらか煮穴子

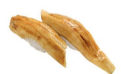

炭水化物 **15.9**g  125kcal

| たんぱく質 | 脂質 | 塩分 |
|---|---|---|
| 6.3g | 4.0g | 1.1g |

## 生うに

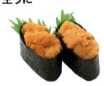

炭水化物 **13.0**g  75kcal

| たんぱく質 | 脂質 | 塩分 |
|---|---|---|
| 3.8g | 0.9g | 0.5g |

## いくら

炭水化物 **12.4**g  103kcal

| たんぱく質 | 脂質 | 塩分 |
|---|---|---|
| 6.7g | 3.0g | 0.7g |

## おくら納豆

炭水化物 **14.6**g  80kcal

| たんぱく質 | 脂質 | 塩分 |
|---|---|---|
| 3.2g | 1.0g | 0.5g |

## かっぱ巻

炭水化物 **29.0**g  130kcal

| たんぱく質 | 脂質 | 塩分 |
|---|---|---|
| 2.6g | 0.4g | 1.0g |

## 茶わん蒸し

炭水化物 **1.9**g  49kcal

| たんぱく質 | 脂質 | 塩分 |
|---|---|---|
| 4.0g | 2.8g | 1.0g |

## 焼肉

### カルビ
牛カルビ90g

糖質 **0.3**g 384kcal

| たんぱく質 | 脂質 | 塩分 |
|---|---|---|
| 11.6g | 35.5g | 0.1g |

### ロース
牛ロース105g

糖質 **0.3**g 430kcal

| たんぱく質 | 脂質 | 塩分 |
|---|---|---|
| 14.9g | 39.0g | 0.1g |

### ハラミ
牛ハラミ150g

糖質 **0**g 514kcal

| たんぱく質 | 脂質 | 塩分 |
|---|---|---|
| 19.9g | 45.6g | 0g |

### タン
牛タン90g

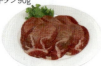

糖質 **0.2**g 321kcal

| たんぱく質 | 脂質 | 塩分 |
|---|---|---|
| 12.0g | 28.6g | 0.2g |

### ホルモン
牛ホルモン100g

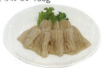

糖質 **0.1**g 163kcal

| たんぱく質 | 脂質 | 塩分 |
|---|---|---|
| 9.4g | 13.0g | 0.2g |

### ユッケ
牛もも肉100g

糖質 **3.1**g 279kcal

| たんぱく質 | 脂質 | 塩分 |
|---|---|---|
| 24.5g | 16.7g | 0.7g |

### 石焼ビビンバ
ごはん250g

糖質 **98.1**g 574kcal

| たんぱく質 | 脂質 | 塩分 |
|---|---|---|
| 13.1g | 9.5g | 2.2g |

> 専門店

# 鍋料理

## 水炊き
鶏もも肉80g、豆腐70g、野菜210g

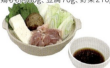

糖質 **19.7**g　313kcal

| たんぱく質 | 脂質 | 塩分 |
|---|---|---|
| 22.1g | 14.7g | 3.1g |

## しゃぶしゃぶ
牛ロース肉105g、豆腐70g、野菜180g

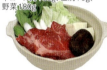

糖質 **6.7**g　489kcal

| たんぱく質 | 脂質 | 塩分 |
|---|---|---|
| 23.1g | 38.3g | 0.7g |

## ちゃんこ鍋
鶏もも肉40g、鶏ひき肉60g、豆腐35g、野菜175g

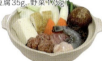

糖質 **8.7**g　350kcal

| たんぱく質 | 脂質 | 塩分 |
|---|---|---|
| 28.9g | 18.5g | 2.9g |

## 寄せ鍋
鶏もも肉40g、魚介60g、野菜190g

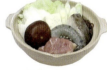

糖質 **13.5**g　232kcal

| たんぱく質 | 脂質 | 塩分 |
|---|---|---|
| 23.3g | 7.6g | 3.8g |

## キムチ鍋
豚ロース肉60g、豆腐70g、野菜140g

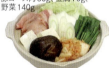

糖質 **10.8**g　303kcal

| たんぱく質 | 脂質 | 塩分 |
|---|---|---|
| 21.3g | 17.0g | 3.1g |

## もつ鍋
牛もつ100g、野菜130g

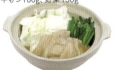

糖質 **10.6**g　234kcal

| たんぱく質 | 脂質 | 塩分 |
|---|---|---|
| 12.8g | 13.8g | 2.9g |

## 石狩鍋
鮭120g、野菜130g、いも100g

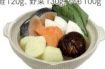

糖質 **38.4**g　438kcal

| たんぱく質 | 脂質 | 塩分 |
|---|---|---|
| 38.3g | 8.3g | 11.0g |

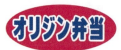

## オリジン弁当

＊地域によってメニュー、数値が異なる場合があります。お弁当に別添えの調味料を含む数値です。

### タルタルのり弁

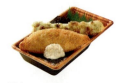

炭水化物 **110.2**g　753kcal

| たんぱく質 | 脂質 | 塩分 |
|---|---|---|
| 19.4g | 24.5g | 3.3g |

### 紅鮭弁当

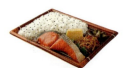

炭水化物 **90.3**g　504kcal

| たんぱく質 | 脂質 | 塩分 |
|---|---|---|
| 19.7g | 5.2g | 2.3g |

### 店内仕込み油淋鶏弁当

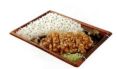

炭水化物 **128.7**g　932kcal

| たんぱく質 | 脂質 | 塩分 |
|---|---|---|
| 28.0g | 30.9g | 2.6g |

### タルタルチキン南蛮弁当

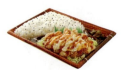

炭水化物 **130.1**g　1044kcal

| たんぱく質 | 脂質 | 塩分 |
|---|---|---|
| 29.9g | 41.6g | 3.4g |

### デミグラスハンバーグステーキ弁当

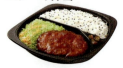

炭水化物 **101.2**g　831kcal

| たんぱく質 | 脂質 | 塩分 |
|---|---|---|
| 28.7g | 31.5g | 3.3g |

### とんかつ弁当

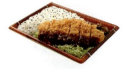

炭水化物 **124.2**g　942kcal

| たんぱく質 | 脂質 | 塩分 |
|---|---|---|
| 28.5g | 33.7g | 2.2g |

### 生姜焼き弁当

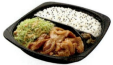

炭水化物 **96.4**g　881kcal

| たんぱく質 | 脂質 | 塩分 |
|---|---|---|
| 21.6g | 42.1g | 1.9g |

**テイクアウト**

### 一日に必要な野菜の半分使用 6品目の醤油野菜炒め弁当

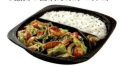

炭水化物 **97.6**g | 724kcal
たんぱく質 16.6g | 脂質 27.6g | 塩分 2.6g

### 一日に必要な野菜の半分使用 6品目の塩野菜炒め弁当

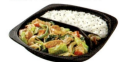

炭水化物 **98.6**g | 718kcal
たんぱく質 16.0g | 脂質 26.8g | 塩分 2.2g

### かつ丼

炭水化物 **129.3**g | 960kcal
たんぱく質 35.5g | 脂質 29.7g | 塩分 3.6g

### 豚とろ丼 〜ローストガーリック塩ダレ〜

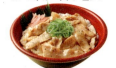

炭水化物 **89.4**g | 816kcal
たんぱく質 18.8g | 脂質 40.9g | 塩分 2.2g

### やさいたっぷりのポタージュ

炭水化物 **16.5**g | 146kcal
たんぱく質 1.9g | 脂質 10.2g | 塩分 1.2g

### オマール海老のビスク

炭水化物 **9.8**g | 150kcal
たんぱく質 4.3g | 脂質 10.4g | 塩分 1.5g

### 海老とブロッコリーのサラダ

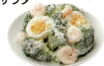

炭水化物 **2.4**g | 247kcal
たんぱく質 10.2g | 脂質 21.3g | 塩分 0.9g

### 若鶏の唐揚げ（醤油味）

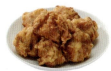

炭水化物 **14.7**g | 293kcal
たんぱく質 13.7g | 脂質 18.7g | 塩分 1.5g

## アール・エフ・ワン

＊2016年8月末のデータです。年数回商品リニューアルがあるため、同じ名称でも数値が異なる場合があります。店舗により取扱がない、販売を終了している商品があります。一部商品の栄養情報はHP（http://www.rf-one.com/）に掲載しています。

### 柔らかイカと野菜のマリネ マスタード風味
100g

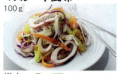

炭水化物 **9.7**g ｜ 134kcal

| たんぱく質 | 脂質 | 塩分 |
|---|---|---|
| 10.0g | 5.9g | 1.3g |

### 海藻とじゃこのカルシウム たっぷりサラダ　100g
＊ノンオイル生姜ソースは別

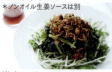

炭水化物 **8.8**g ｜ 66kcal

| たんぱく質 | 脂質 | 塩分 |
|---|---|---|
| 5.0g | 2.2g | 1.5g |

### フレッシュ野菜たっぷりの ポテトサラダ
100g

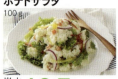

炭水化物 **16.7**g ｜ 164kcal

| たんぱく質 | 脂質 | 塩分 |
|---|---|---|
| 1.6g | 10.4g | 0.7g |

### さびないカラダに　緑黄色野菜のサラダ
100g　＊さっぱりシーザードレッシングは別

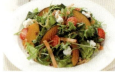

炭水化物 **10.7**g ｜ 102kcal

| たんぱく質 | 脂質 | 塩分 |
|---|---|---|
| 2.9g | 5.6g | 0.1g |

### RF1自慢のローストビーフサラダ
100g
＊あめ色玉ねぎ入り和風バルサミコドレッシングは別

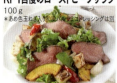

炭水化物 **12.6**g ｜ 136kcal

| たんぱく質 | 脂質 | 塩分 |
|---|---|---|
| 8.7g | 5.6g | 0.6g |

### 1/3日分野菜 緑黄色野菜の ビタミンACEサラダ　1パック
＊りんご酢入りオニオンドレッシングは別

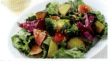

炭水化物 **21.4**g ｜ 132kcal

| たんぱく質 | 脂質 | 塩分 |
|---|---|---|
| 3.6g | 4.3g | 0.5g |

### 焼野菜のサラダ 旨塩仕立て
100g

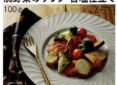

炭水化物 **20.1**g ｜ 155kcal

| たんぱく質 | 脂質 | 塩分 |
|---|---|---|
| 2.2g | 7.6g | 1.2g |

**テイクアウト**

## サーモントラウトのサラダ生春巻き　1個
＊オレンジクリーミードレッシングは別

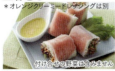

付け合せの野菜は含みません

炭水化物 **16.4**g　201kcal

| たんぱく質 | 脂質 | 塩分 |
|---|---|---|
| 5.9g | 12.2g | 0.7g |

## ほうれん草とベーコンのキッシュ
1個

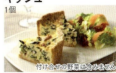

付け合せの野菜は含みません

炭水化物 **21.0**g　348kcal

| たんぱく質 | 脂質 | 塩分 |
|---|---|---|
| 8.8g | 25.2g | 1.2g |

## まろやかトマトソースのロールキャベツ
1個

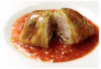

炭水化物 **18.0**g　281kcal

| たんぱく質 | 脂質 | 塩分 |
|---|---|---|
| 7.4g | 20.1g | 2.0g |

## ふっくらハンバーグ濃厚デミグラスソース
1個

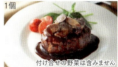

付け合せの野菜は含みません

炭水化物 **17.6**g　504kcal

| たんぱく質 | 脂質 | 塩分 |
|---|---|---|
| 13.7g | 39.6g | 2.7g |

## 北海道産男爵コロッケ
1個

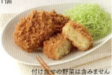

付け合せの野菜は含みません

炭水化物 **30.4**g　234kcal

| たんぱく質 | 脂質 | 塩分 |
|---|---|---|
| 4.6g | 10.6g | 0.6g |

## トマトソースで味わう本ずわい蟹のクリームコロッケ
1個　＊特製トマトソースは別

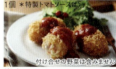

付け合せの野菜は含みません

炭水化物 **21.5**g　211kcal

| たんぱく質 | 脂質 | 塩分 |
|---|---|---|
| 5.7g | 11.1g | 0.8g |

## 海老カツレツ
1個　＊タルタルソースは別

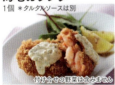

付け合せの野菜は含みません

炭水化物 **21.1**g　240kcal

| たんぱく質 | 脂質 | 塩分 |
|---|---|---|
| 15g | 10.1g | 1.1g |

## ごろごろ野菜とソーセージのポトフ
1パック

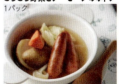

炭水化物 **19.0**g　241kcal

| たんぱく質 | 脂質 | 塩分 |
|---|---|---|
| 13.2g | 12.1g | 2.9g |

## おでん
（セブン-イレブン）

＊2016年9月末時点の編集部調べによる数値。一部地域によって規格が異なる場合があります。

### 焼ちくわ

炭水化物 **6.6**g　59kcal
たんぱく質 5.3g ｜ 脂質 1.2g ｜ 塩分 1.02g

### 味しみ大根

炭水化物 **2.0**g　9kcal
たんぱく質 0.3g ｜ 脂質 0.1g ｜ 塩分 0.34g

### 味しみ白滝

炭水化物 **2.3**g　7kcal
たんぱく質 0.1g ｜ 脂質 0g ｜ 塩分 0.45g

### 味しみこんにゃく

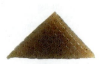

炭水化物 **2.9**g　9kcal
たんぱく質 0.1g ｜ 脂質 0g ｜ 塩分 0.87g

### 絹ごし厚揚げ

炭水化物 **2.1**g　72kcal
たんぱく質 5.1g ｜ 脂質 4.7g ｜ 塩分 0.12g

### ごぼう巻

炭水化物 **6.9**g　53kcal
たんぱく質 4.2g ｜ 脂質 1.0g ｜ 塩分 0.98g

### ふんわりがんも

炭水化物 **4.2**g　93kcal
たんぱく質 7.0g ｜ 脂質 5.3g ｜ 塩分 0.70g

テイクアウト

## だし巻き玉子

炭水化物 **2.9**g | 88kcal
たんぱく質 6.0g | 脂質 5.9g | 塩分 1.16g

## こだわりたまご

炭水化物 **1.2**g | 85kcal
たんぱく質 7.2g | 脂質 5.7g | 塩分 0.96g

## ウインナー巻

炭水化物 **5.4**g | 89kcal
たんぱく質 4.6g | 脂質 5.5g | 塩分 1.09g

## 炭火焼きつくね串（なんこつ入り）

炭水化物 **0.4**g | 80kcal
たんぱく質 7.1g | 脂質 5.5g | 塩分 1.05g

## ロールキャベツ

炭水化物 **3.0**g | 35kcal
たんぱく質 3.1g | 脂質 1.2g | 塩分 0.48g

## ジューシーソーセージ

炭水化物 **0.7**g | 96kcal
たんぱく質 5.0g | 脂質 8.1g | 塩分 0.70g

## 餅入り巾着（こがね餅）

炭水化物 **17.4**g | 132kcal
たんぱく質 6.4g | 脂質 4.0g | 塩分 0.29g

## 牛すじ串

炭水化物 **0.5**g | 27kcal
たんぱく質 4.1g | 脂質 1.0g | 塩分 0.41g

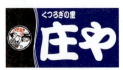

庄や

## あじのたたき

炭水化物 **1.7**g | 86kcal
たんぱく質 13.7g | 脂質 2.3g | 塩分 0.3g

## 北海活けつぶ貝刺身

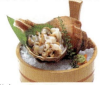

炭水化物 **2.7**g | 35kcal
たんぱく質 5.6g | 脂質 0.2g | 塩分 0.3g

## 馬刺し

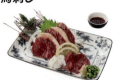

炭水化物 **6.5**g | 223kcal
たんぱく質 10.2g | 脂質 16.5g | 塩分 3.0g

## きゅうり一本漬け

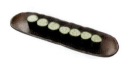

炭水化物 **1.6**g | 10kcal
たんぱく質 1.2g | 脂質 0.2g | 塩分 2.8g

## 塩辛じゃがバター

炭水化物 **27.0**g | 212kcal
たんぱく質 6.5g | 脂質 8.8g | 塩分 1.6g

## ジャンボきんぴらさつま揚げ

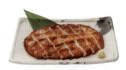

炭水化物 **22.0**g | 246kcal
たんぱく質 13.8g | 脂質 11.5g | 塩分 1.6g

## 元祖アサリバター

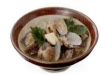

炭水化物 **2.0**g | 114kcal
たんぱく質 6.7g | 脂質 8.4g | 塩分 4.3g

居酒屋

## ほっけ焼き

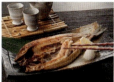

炭水化物 **2.3**g | 264kcal
たんぱく質 33.0g | 脂質 12.5g | 塩分 3.1g

## いか一夜干し

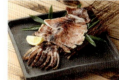

炭水化物 **1.1**g | 328kcal
たんぱく質 36.5g | 脂質 18.4g | 塩分 1.9g

## 牛タン焼き

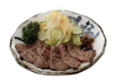

炭水化物 **5.4**g | 239kcal
たんぱく質 13.3g | 脂質 17.5g | 塩分 4.1g

## 鶏ひざなんこつ揚げ

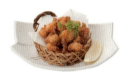

炭水化物 **11.7**g | 197kcal
たんぱく質 9.5g | 脂質 12.3g | 塩分 1.8g

## 名古屋手羽唐揚げ

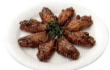

炭水化物 **8.0**g | 362kcal
たんぱく質 26.1g | 脂質 22.6g | 塩分 2.7g

## 山芋明太和え

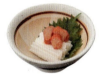

炭水化物 **7.9**g | 71kcal
たんぱく質 7.4g | 脂質 1.1g | 塩分 1.7g

## 北あかり明太子チヂミ

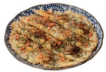

炭水化物 **64.8**g | 601kcal
たんぱく質 11.5g | 脂質 30.9g | 塩分 3.1g

## 焼きおにぎり茶漬け

炭水化物 **69.7**g | 353kcal
たんぱく質 8.1g | 脂質 3.6g | 塩分 3.3g

## 和民／坐・和民

\*レシピをもとにした計算による推定値です。

### 和民サラダ

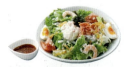

炭水化物 **22.1**g　439kcal

| たんぱく質 | 脂質 | 塩分 |
|---|---|---|
| - | - | 3.1g |

### 酪農ピザ（マルゲリータ）

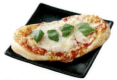

炭水化物 **33.1**g　255kcal

| たんぱく質 | 脂質 | 塩分 |
|---|---|---|
| - | - | 1.4g |

### 本マグロの天盛り

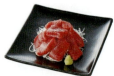

炭水化物 **2.7**g　143kcal

| たんぱく質 | 脂質 | 塩分 |
|---|---|---|
| - | - | 0.8g |

### 旨チキ

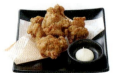

炭水化物 **29.3**g　926kcal

| たんぱく質 | 脂質 | 塩分 |
|---|---|---|
| - | - | 3.2g |

### 自慢の肉餃子

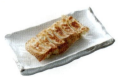

炭水化物 **2.3**g　90kcal

| たんぱく質 | 脂質 | 塩分 |
|---|---|---|
| - | - | 0.8g |

### アボカドわさびジュレ

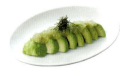

炭水化物 **7.0**g　174kcal

| たんぱく質 | 脂質 | 塩分 |
|---|---|---|
| - | - | 0.7g |

### 国産大豆の寄せ豆腐

炭水化物 **4.3**g　96kcal

| たんぱく質 | 脂質 | 塩分 |
|---|---|---|
| - | - | 0.7g |

居酒屋

## バーニャカウダ

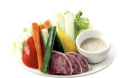

炭水化物 **17.3**g | 163kcal
| たんぱく質 | 脂質 | 塩分 |
| --- | --- | --- |
| - | - | 2.5g |

## 本格キムチとイカ炒め

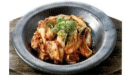

炭水化物 **11.4**g | 211kcal
| たんぱく質 | 脂質 | 塩分 |
| --- | --- | --- |
| - | - | 2.6g |

## お店で手づくり出汁巻き玉子

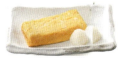

炭水化物 **9.1**g | 464kcal
| たんぱく質 | 脂質 | 塩分 |
| --- | --- | --- |
| - | - | 3.0g |

## 国産鶏の焼き鳥盛合せ(タレ)

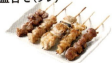

炭水化物 **13.9**g | 627kcal
| たんぱく質 | 脂質 | 塩分 |
| --- | --- | --- |
| - | - | 2.9g |

## モッツァレラチーズフライ

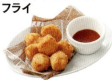

炭水化物 **23.2**g | 364kcal
| たんぱく質 | 脂質 | 塩分 |
| --- | --- | --- |
| - | - | 1.0g |

## たこ唐ポン酢

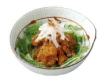

炭水化物 **13.9**g | 370kcal
| たんぱく質 | 脂質 | 塩分 |
| --- | --- | --- |
| - | - | 2.4g |

## 濃厚ソースのやきそば

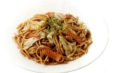

炭水化物 **66.3**g | 533kcal
| たんぱく質 | 脂質 | 塩分 |
| --- | --- | --- |
| - | - | 5.1g |

## フローズンヨーグルト(プレーン)

炭水化物 **19.7**g | 83kcal
| たんぱく質 | 脂質 | 塩分 |
| --- | --- | --- |
| - | - | 0.1g |

# 鳥貴族

*焼き鳥は1人前2串の数値です。

## もも貴族焼　たれ

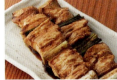

炭水化物 **7.6**g　267kcal
たんぱく質 20.9g　脂質 15.7g　塩分 1.4g

## もも貴族焼　塩

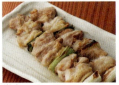

炭水化物 **2.2**g　242kcal
たんぱく質 20.2g　脂質 15.6g　塩分 0.6g

## むね貴族焼　スパイス

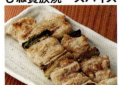

炭水化物 **2.4**g　208kcal
たんぱく質 24.5g　脂質 10.2g　塩分 0.5g

## 手羽先

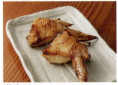

炭水化物 **0.1**g　163kcal
たんぱく質 16.6g　脂質 9.7g　塩分 0.7g

## ささみ

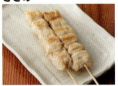

炭水化物 **0.1**g　90kcal
たんぱく質 20.1g　脂質 0.6g　塩分 0.6g

## 砂ずり（砂肝）

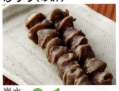

炭水化物 **0.1**g　59kcal
たんぱく質 12.1g　脂質 0.9g　塩分 0.5g

## かわ塩

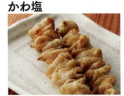

炭水化物 **0.1**g　282kcal
たんぱく質 7.4g　脂質 26.2g　塩分 0.6g

居酒屋

## やげんなんこつ

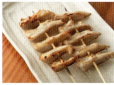

炭水化物 **0.1**g | 59kcal
たんぱく質 7.6g | 脂質 3.2g | 塩分 0.6g

## きも（レバー）

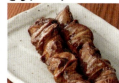

炭水化物 **4.2**g | 121kcal
たんぱく質 19.5g | 脂質 2.4g | 塩分 1.1g

## つくねたれ

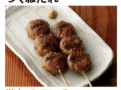

炭水化物 **17.2**g | 255kcal
たんぱく質 17.1g | 脂質 12.3g | 塩分 1.6g

## 国産豚バラ串焼

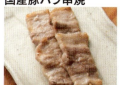

炭水化物 **0.1**g | 136kcal
たんぱく質 7.1g | 脂質 12.0g | 塩分 0.5g

## ピーマン肉詰

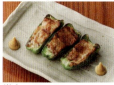

炭水化物 **9.2**g | 112kcal
たんぱく質 7.1g | 脂質 4.9g | 塩分 1.2g

## 焼鳥屋のとりコロッケ

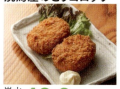

炭水化物 **42.0**g | 325kcal
たんぱく質 8.1g | 脂質 13.7g | 塩分 1.3g

## とり釜飯

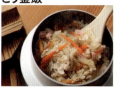

炭水化物 **94.9**g | 513kcal
たんぱく質 16.2g | 脂質 5.5g | 塩分 3.8g

## とり雑炊

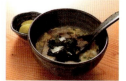

炭水化物 **28.5**g | 273kcal
たんぱく質 16.2g | 脂質 9.3g | 塩分 1.9g

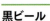

アルコール

## ビール(中ジョッキ)
1杯(500ml)

糖質 **15.5**g　200kcal

| たんぱく質 | 脂質 | 塩分 |
|---|---|---|
| 1.5g | Tr | 0g |

## 黒ビール
1杯(350ml)

糖質 **11.9**g　161kcal

| たんぱく質 | 脂質 | 塩分 |
|---|---|---|
| 1.4g | Tr | 0g |

## 発泡酒
1杯(200ml)

糖質 **7.2**g　90kcal

| たんぱく質 | 脂質 | 塩分 |
|---|---|---|
| 0.2g | 0g | 0g |

## 酎ハイ
1杯(205ml)

糖質 **0.4**g　125kcal

| たんぱく質 | 脂質 | 塩分 |
|---|---|---|
| 0g | 0g | 0g |

## 日本酒(本醸造酒)
1杯(180ml)

糖質 **8.1**g　193kcal

| たんぱく質 | 脂質 | 塩分 |
|---|---|---|
| 0.7g | 0g | 0g |

## 焼酎ロック
1杯(60ml)

糖質 **0**g　88kcal

| たんぱく質 | 脂質 | 塩分 |
|---|---|---|
| 0g | 0g | 0g |

## 焼酎水割り
1杯(焼酎110ml)

糖質 **0**g　161kcal

| たんぱく質 | 脂質 | 塩分 |
|---|---|---|
| 0g | 0g | 0g |

居酒屋

## 白ワイン
1杯(100mℓ)

糖質 **2.0**g　73kcal

| たんぱく質 | 脂質 | 塩分 |
|---|---|---|
| 0.1g | Tr | 0g |

## 赤ワイン
1杯(100mℓ)

糖質 **1.5**g　73kcal

| たんぱく質 | 脂質 | 塩分 |
|---|---|---|
| 0.2g | Tr | 0g |

## ロゼワイン
1杯(100mℓ)

糖質 **4.0**g　77kcal

| たんぱく質 | 脂質 | 塩分 |
|---|---|---|
| 0.1g | Tr | 0g |

## ウイスキーロック
1杯(60mℓ)

糖質 **0**g　142kcal

| たんぱく質 | 脂質 | 塩分 |
|---|---|---|
| 0g | 0g | 0g |

## 梅酒ロック
1杯(60mℓ)

糖質 **12.4**g　94kcal

| たんぱく質 | 脂質 | 塩分 |
|---|---|---|
| 0.1g | Tr | 0g |

## 梅酒水割り
1杯(梅酒60mℓ)

糖質 **12.4**g　94kcal

| たんぱく質 | 脂質 | 塩分 |
|---|---|---|
| 0.1g | Tr | 0g |

## 紹興酒
1杯(30mℓ)

糖質 **1.5**g　38kcal

| たんぱく質 | 脂質 | 塩分 |
|---|---|---|
| 0.5g | Tr | 0g |

## ブランデー
1杯(60mℓ)

糖質 **0**g　142kcal

| たんぱく質 | 脂質 | 塩分 |
|---|---|---|
| 0g | 0g | 0g |

## 糖質 Q&A

### Q1 そもそも糖質を減らすとなぜやせるの？

### A インスリンの分泌が抑えられ、脂肪をため込まない体になるからです。

　糖は腸で吸収されると血液によって全身に運ばれ、エネルギーとして使われます。吸収された糖は、すい臓からのインスリン分泌を促します。すぐに使われない糖は、インスリンの力を借りて筋肉や肝臓などに取り込まれ、すぐ使えるグリコーゲンとして蓄えられます。グリコーゲンの貯蓄量は少ないため、人間は、残りの糖を脂肪に変化させ、飢餓に備えてエネルギーを貯蓄します。これが糖の摂りすぎで太る大きな要因。

　糖質制限をして、インスリン分泌を抑える食事にすると細胞内に取り込まれる糖が減り、脂肪合成が抑えられます。また、糖の摂取量を抑えると、体内に蓄積された脂肪をエネルギー源とするように体質が変わります。

　古来、穀物を育てる前の人類は、糖質摂取量が極めて低かったことが知られています。人間は、糖質をほとんど摂らなくても大丈夫な可能性を秘めているかもしれません。実際、脂質をおもな運動のエネルギー源としているアスリートも見られます。

　「ゆるやかな糖質制限」は、糖質を摂りすぎないように、運動強度に応じて糖質量を増減するのがコツです。前述したように、生活習慣に合わせて糖質を減らしてみましょう。

---

### 〈 インスリン抵抗性とは？ 〉

糖の摂りすぎが続くと、血中インスリン濃度が高い状態が続きます。体の細胞は、インスリンにさらされ続けると、応答が悪くなります。このことを「インスリン抵抗性が上がる」といいます。

## 体内での糖のゆくえ

### 糖質を摂取

**腸で分解・吸収される**

食物繊維などを一緒に摂ると吸収がゆっくりになりますが最終的には全量が吸収されます。ただし、ゆっくり吸収されることで、血糖値の上昇もゆるやかに。

### 血管を通って全身へ

### インスリンの分泌が刺激される

血糖値が上がるとインスリンの分泌が始まります。血糖値の上昇をゆるやかにすると、インスリンの分泌速度が抑えられます。吸収される糖質量が減れば、インスリン分泌量そのものが減ります。

### インスリンによって、糖は筋肉や肝臓などに取り込まれる

筋肉などに糖が取り込まれることで血糖値が下がります。インスリンは人体で唯一血糖値を下げて、グリコーゲンや脂質としてエネルギー貯蔵に向かわせるホルモンです。

#### 糖を摂りすぎると!

**インスリンは糖を脂肪に変えて脂肪細胞で貯蓄する。**

飢餓に耐えられるように準備する一方、過剰な場合は太ってしまいます。すい臓が疲弊し、体の細胞のインスリン応答が悪くなって、さらにすい臓が疲弊するという悪循環に……。

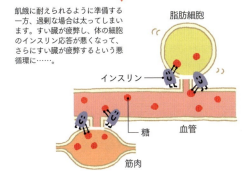

## 糖質Q&A

# Q2 自分に最適な糖質量を知るには？

# A 標準体重と活動量から計算できます。

P7で生活タイプ別におおよその糖質量を紹介していますが、自分に最適な糖質量を知りたい場合は、1日の必要摂取エネルギー（kcal）から計算することができます。1日に必要なカロリーは、1日の基礎代謝カロリーと活動量から算出します。

1日の基礎代謝カロリーは、身長から標準体重（BMI22として）を出し、体重1kgあたりの基礎代謝カロリーをかけたもの。さらに基礎代謝カロリーに活動量をかけると1日の必要摂取エネルギー（kcal）がわかります。そこに、糖質割合をかけたものが、1日の糖質量（kcal）。糖質は1gあたり4kcalなので、4で割るとグラムに換算できます。

### 計算式

糖質量
=
**1日の必要摂取エネルギー（kcal）**

**標準体重 × 基礎代謝カロリー × 活動量 × 0.4 ÷ 4**
❶ （体重1kgあたり）❷ ❸ ❹ ❺

❶ **身長**(m)×**身長**(m)×**22**

❷ 10代⇒ **30**(kcal)　20〜70代⇒ **22**(kcal)

❸ Aタイプ⇒ **1.5**　　Bタイプ⇒ **1.7**
　 Cタイプ⇒ **2**　　*タイプ分けはP7参照

❹ 1日の必要摂取エネルギーのなかの糖質の割合（40％）

❺ 糖質1g＝4kcal

**例）** 身長170cmの40代男性で運動量は普通のBタイプの場合
（1.7×1.7×22）×22×1.7×0.4÷4＝**約238g**

ごはん換算すると約594g（茶碗3杯弱）

＊1日に脳が必要とするブドウ糖量は144gです。計算式で144g以下となった場合は一律で144gを目安としましょう。体調に合わせて、減らしていくことは可能です。

74

# PART 2

## 通販編

このページで紹介している商品は基本的に低糖質のものになっているため、とくに 🔲 マークはついていません。

# ひと目でわかる 糖質オフ食品の キーワード

通販やスーパーで手軽に購入できるようになった糖質オフ食品。専門の通販サイトも多く見られます。そもそも、こういった食品はなぜ糖質が低いのでしょうか？ その謎を解く4つのキーワードを紹介しましょう。

P80~紹介している商品がすべてこれらのキーワードにあてはまるものではありません。

## 粉は粉でも大豆粉

### 小麦粉ではなく大豆粉でパン、麺、スイーツを

　大豆を粉末にした大豆粉は小麦粉のようにパンやスイーツ、麺類、お好み焼きなどに使用可能。大豆粉も市販されているので、自炊時にも活躍してくれます。大豆粉のほかに、おからを使ったスイーツや麺も。大豆は食物繊維が豊富で、良質なたんぱく源にもなるほか、血圧を下げる効果があったり、コレステロール値が気になる人にもおすすめの食材です。

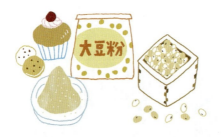

# 第3の米⁉

### 主食の糖質量を大幅カット 満足感たっぷりのごはん

ごはんのようで実は100%ごはんではない、いうなれば「第3の米」ともいうべき独自製法による商品が登場しています。例えば粒状のこんにゃくをごはんに混ぜて炊くタイプや、低GI（P144参照）の高アミロース米と大麦を配合したタイプ、大豆からごはんの食感と風味そっくりに作られたタイプなど、さまざま。好みのものを探してみるとよいでしょう。

# 食物繊維たっぷりブラン

### ミネラルなど栄養分も豊富

小麦を精製する際に取り除かれる、表皮部分のふすま（＝ブラン）は糖質制限の注目食材です。糖質オフを可能にするだけでなく、食物繊維がたっぷり含まれ、整腸作用も期待でき、さらに鉄分、カルシウム、マグネシウム、亜鉛、銅といったミネラルも豊富です。糖質オフのパンによく使用されています。

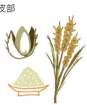

# 血糖値を上げない糖

### 体内で使用されない甘味料で血糖値も安定

甘味は感じるのに、体内で使用されない糖があり、その代表がエリスリトール。これならスイーツもぐっと糖質オフになります（甘味料についてはP142〜143に詳しく解説しています）。

# "ゆる糖質制限"を成功させる 糖質オフ食品の取り入れ方ポイント

ゆるやかな糖質制限ではすべてを
糖質オフの食品にする必要はありません。
生活スタイルや体調に合わせて
臨機応変に取り入れましょう。
うまく活用してストレスをためないのが、
成功のカギです。

## ●本格的に糖質制限したい人

### 宅配弁当でトータル管理を

1食分がトレーに入って冷凍で届く宅配弁当を活用しましょう。糖質が控えめなだけでなく、栄養バランスも考えられているので安心。おかずだけのコースもあるから微調整も可能です。

## ●ごはんの量は減らしたくない人

### 主食だけ糖質オフの食品に

ごはんやパンなど主食の量を減らすのはつらいという人は、おかずはそのままで糖質オフのごはんやパンにしてみましょう。毎食でなくても夜だけや朝だけなど1食でも糖質量をカットできます。

## ●おやつがやめられない人

### 糖質オフスイーツを常備

原則は、おやつは減らすこと。でも、やめられない人には糖質オフスイーツが開発されています。焼き菓子やチョコなど、通販では冷凍で届くスイーツも充実。がまんできないときの強い味方に。

## ●糖質量の計算がめんどうな人

### だいたいの目安で大丈夫。糖質オフの調味料も活用

きちんと計算しなくても、だいたいの目安で大丈夫。本書では随所に、ごはん換算何gとか茶碗何杯と記しているのはそのため。糖質オフの調味料や甘味料を上手に取り入れるのも有効です。

# 宅配弁当を上手に活用

栄養のプロである管理栄養士による、おいしくて食べごたえのある糖質オフメニューが充実。糖質のほかカロリーや塩分、脂質量などもコントロールしたい人にはおすすめです。

## ミールタイム

www.mealtime.jp
0120-054-014

### 栄養士集団が手がける宅配食サービス

初回注文時は、必ず栄養士が食事制限の数値や血液検査結果などを確認するという、徹底した健康管理システム。担当の栄養士が食事制限に合わせてバランスよくメニューを選んでくれる「栄養士おまかせ定期便」も人気。

〈メニュー例〉

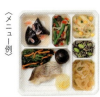

**たらの柚子おろし添えセット**
糖質10.8g／エネルギー214kcal／たんぱく質12.9g／脂質11.7g／塩分1.5g

**ポークねぎ南蛮セット**
糖質15.1g
エネルギー232kcal
たんぱく質13.3g
脂質11.7g
塩分1.4g

**鮭のソテー風チリソースセット**
糖質12.8g
エネルギー240kcal
たんぱく質14.5g
脂質13.0g
塩分1.7g

## ニチレイフーズダイレクト

ニチレイフーズダイレクト

862101.jp
0120-86-2101

〈メニュー例〉

### 冷凍食品メーカーの充実メニュー

糖質を控えたい方向けの「健康を考える大人の®食事」のほか、カロリーと塩分に配慮した「気くばり御膳®」、多品目で栄養バランスのよいお弁当スタイルの「ウーディッシュ®」、一流シェフの味をカロリーと塩分を気にせず楽しめる「家シェフ®NEW」シリーズなど、飽きずに楽しめるメニューが充実。

**ロールキャベツとおかず4種**
糖質12.6g／エネルギー159kcal／たんぱく質11.5g／脂質5.9g／塩分1.8g

**炭火焼鶏つくねとおかず5種**
糖質10.9g／エネルギー269kcal／たんぱく質14.8g／脂質16.4g／塩分1.6g

＊いずれもごはんは含みません。

## おたるダイニング

### おたるダイニング

http://www.ofk-ec.com

### 札幌名物 本格チキンスープカレー

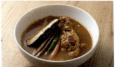

糖質 **9.3**g | 245kcal

| たんぱく質 | 脂質 | 塩分 |
|---|---|---|
| 15.8g | 14.7g | 1.4g |

### 十勝名物ボリューム豚丼

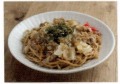

糖質 **8.5**g | 529kcal

| たんぱく質 | 脂質 | 塩分 |
|---|---|---|
| 40.4g | 34.8g | 1.1g |

### トロ～リ玉子のボリュームかつ丼

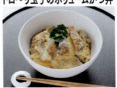

糖質 **9.7**g | 521kcal

| たんぱく質 | 脂質 | 塩分 |
|---|---|---|
| 39.3g | 34.4g | 2.4g |

### おたる特製ソース焼きそば

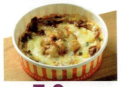

糖質 **9.9**g | 376kcal

| たんぱく質 | 脂質 | 塩分 |
|---|---|---|
| 30.2g | 21.6g | 3.3g |

### 大豆パスタが美味しいラザニア

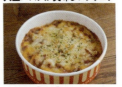

糖質 **6.9**g | 424kcal

| たんぱく質 | 脂質 | 塩分 |
|---|---|---|
| 27.2g | 30.1g | 1.7g |

### 北海道3種のきのこドリア

糖質 **7.9**g | 562kcal

| たんぱく質 | 脂質 | 塩分 |
|---|---|---|
| 32.3g | 42.7g | 2.0g |

### おたる飯店 中華バラエティランチ

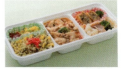

糖質 **8.0**g | 459kcal

| たんぱく質 | 脂質 | 塩分 |
|---|---|---|
| 31.2g | 30.9g | 3.4g |

## 北海クラムチャウダー

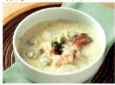

糖質 **5.9**g | 219kcal
| たんぱく質 | 脂質 | 塩分 |
| --- | --- | --- |
| 18.9g | 12.6g | 1.6g |

## 大豆クリームのカニコロッケ 糖質制限ソース付き
＊1個あたり

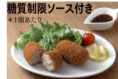

糖質 **1.9**g | 182kcal
| たんぱく質 | 脂質 | 塩分 |
| --- | --- | --- |
| 7.7g | 15.2g | 0.4g |

## 喫茶店のナポリタンスパゲッティ

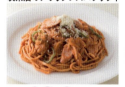

糖質 **13.0**g | 346kcal
| たんぱく質 | 脂質 | 塩分 |
| --- | --- | --- |
| 24.6g | 20.4g | 2.2g |

## ソイ・ピザロールハムチーズ

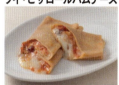

糖質 **4.2**g | 253kcal
| たんぱく質 | 脂質 | 塩分 |
| --- | --- | --- |
| 21.8g | 14.9g | 1.5g |

## メンチカツサンド

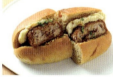

糖質 **5.2**g | 259kcal
| たんぱく質 | 脂質 | 塩分 |
| --- | --- | --- |
| 17.9g | 16.5g | 1.5g |

## ご存知北海道のベストセラー ドゥ〜ブルフロマージュ

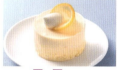

糖質 **5.5**g | 287kcal
| たんぱく質 | 脂質 | 塩分 |
| --- | --- | --- |
| 4.6g | 28.4g | 0.3g |

## 北海道ミルクフランス
＊1個あたり

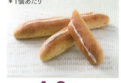

糖質 **4.0**g | 221kcal
| たんぱく質 | 脂質 | 塩分 |
| --- | --- | --- |
| 11.4g | 16.8g | 0.4g |

## ローカーボチョコパン

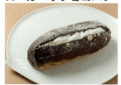

糖質 **4.9**g | 232kcal
| たんぱく質 | 脂質 | 塩分 |
| --- | --- | --- |
| 11.1g | 18.3g | 0.7g |

# 低糖工房®

低糖工房

http://www.teitoukoubou.com/

## 低糖質チョコロールケーキ
*1個(55g)あたり

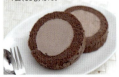

糖質 **2.4**g | 138kcal

| たんぱく質 | 脂質 | 塩分 |
|---|---|---|
| 4.6g | 11.7g | 0.2g |

## 低糖質バジルパン

糖質 **1.9**g | 74kcal

| たんぱく質 | 脂質 | 塩分 |
|---|---|---|
| 6.8g | 3.3g | 0.4g |

## 低糖質わらびもち
150g

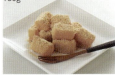

糖質 **6.9**g | 44kcal

| たんぱく質 | 脂質 | 塩分 |
|---|---|---|
| 1.5g | 0.6g | 0g |

## 糖質77%オフ チョコシュークリーム
※1個あたり

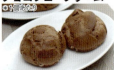

糖質 **2.3**g | 144kcal

| たんぱく質 | 脂質 | 塩分 |
|---|---|---|
| 3.5g | 13.0g | 0.1g |

## 低糖質ホワイトミックスピザ

糖質 **5.5**g | 477kcal

| たんぱく質 | 脂質 | 塩分 |
|---|---|---|
| 33.6g | 31.9g | 2.0g |

## 低糖質ピザトースト

糖質 **3.6**g | 185kcal

| たんぱく質 | 脂質 | 塩分 |
|---|---|---|
| 13.2g | 11.2g | 1.1g |

## 糖質92%オフパンケーキ・ホットケーキミックス
*100gあたり

糖質 **5.7**g | 397kcal

| たんぱく質 | 脂質 | 塩分 |
|---|---|---|
| 45.2g | 6.4g | 1.2g |

## 糖質オフ生チョコレート

100g

糖質 **7.0**g　502kcal

| たんぱく質 | 脂質 | 塩分 |
| --- | --- | --- |
| 5.4g | 44.4g | 0.1g |

## 糖質オフ抹茶生チョコレート

100g

糖質 **7.2**g　481kcal

| たんぱく質 | 脂質 | 塩分 |
| --- | --- | --- |
| 5.6g | 42.9g | 0.1g |

## 低糖質アイス＜黒豆きなこ味＞

60g

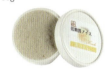

糖質 **1.7**g　38kcal

| たんぱく質 | 脂質 | 塩分 |
| --- | --- | --- |
| 1.3g | 2.8g | 0.1g |

## 砂糖不使用アイス＜抹茶味＞

60g

糖質 **3.0**g　65kcal

| たんぱく質 | 脂質 | 塩分 |
| --- | --- | --- |
| 2.2g | 4.7g | 0.1g |

## 塩分・糖分½ ケチャップハーフ

＊15gあたり

糖質 **1.7**g　8kcal

| たんぱく質 | 脂質 | 塩分 |
| --- | --- | --- |
| 0.3g | 0g | 0.23g |

## 糖類ゼロシロップ ＜メープル風味＞

＊20gあたり

糖質 **3.7**g　6kcal

| 糖類 | 脂質 | 塩分 |
| --- | --- | --- |
| 0g | 0g | 0.02g |

## 低糖質麺和そば風

100g

糖質 **4.3**g　119kcal

| たんぱく質 | 脂質 | 塩分 |
| --- | --- | --- |
| 7.4g | 0.6g | 0.7g |

## 低糖質麺うどん風

100g

糖質 **3.8**g　67kcal

| たんぱく質 | 脂質 | 塩分 |
| --- | --- | --- |
| 5.7g | 0.3g | 0.2g |

いのちをつなぐ

# SARAYA

## サラヤ

http://shop.saraya.com/smile/index.aspx

＊糖質量はすべて糖アルコールを除いた数値です。

### へるしごはん
150g

糖質 **35.0**g | 163kcal

| たんぱく質 | 脂質 | 塩分 |
|---|---|---|
| 2.9g | 0g | 0g |

### へるしごはん生米
＊炊き上がり150gあたり

糖質 **35.0**g | 160kcal

| たんぱく質 | 脂質 | 塩分 |
|---|---|---|
| 3.2g | 0.7g | 0g |

### ラカントS顆粒
＊大さじ1(9g)あたり

糖質 **0**g | 0kcal

| たんぱく質 | 脂質 | 塩分 |
|---|---|---|
| 0.02g | 0g | 0g |

### ラカントS液状
＊大さじ1(20g)あたり

糖質 **0.2**g | 0kcal

| たんぱく質 | 脂質 | 塩分 |
|---|---|---|
| 0.02g | 0g | 0.03g |

### ラカントバリスタセレクト
＊1本(3g)あたり

糖質 **0**g | 0kcal

| たんぱく質 | 脂質 | 塩分 |
|---|---|---|
| 0.01g | 0g | 0g |

### ラカントすき焼のたれ
＊100mℓあたり

糖質 **8.0**g | 70kcal

| たんぱく質 | 脂質 | 塩分 |
|---|---|---|
| 2.4g | 0.3g | 4.9g |

### ラカントすし酢
＊大さじ1(15g)あたり

糖質 **1.5**g | 13kcal

| たんぱく質 | 脂質 | 塩分 |
|---|---|---|
| 0.1g | 0.1g | 1.2g |

## ラカント野菜カレー
160g

糖質 **8.9**g | **60**kcal

たんぱく質 2.2g | 脂質 0.8g | 塩分 2.1g

## ラカントきのこカレー
160g

糖質 **7.7**g | **60**kcal

たんぱく質 2.9g | 脂質 1.1g | 塩分 2.0g

## ラカントキーマカレー
160g

糖質 **4.8**g | **60**kcal

たんぱく質 3.2g | 脂質 2.1g | 塩分 2.6g

## ラカント梅酒
＊100mlあたり

糖質 **4.0**g | **127**kcal

たんぱく質 0g | 脂質 0g | 塩分 0g

## ラカントぜんざい
＊100gあたり

糖質 **7.2**g | **63**kcal

たんぱく質 2.8g | 脂質 0.2g | 塩分 0.3g

## ラカントストロベリージャム
＊100gあたり

糖質 **12.8**g | **100**kcal

たんぱく質 0.4g | 脂質 0g | 塩分 0.02g

## ラカントブルーベリージャム
＊100gあたり

糖質 **11.9**g | **85**kcal

たんぱく質 0.3g | 脂質 0g | 塩分 0.03g

## ラカントオレンジマーマレード
＊100gあたり

糖質 **10.4**g | **94**kcal

たんぱく質 0.2g | 脂質 0g | 塩分 0.02g

## カット食パン
※100gあたり

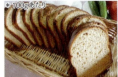

糖質 **8.0**g | 231kcal

| たんぱく質 | 脂質 | 塩分 |
|---|---|---|
| 18.0g | 6.0g | 0.8g |

# 楽園フーズ

Rakuen Foods

## 楽園フーズ

http://www.rakuen-foods.com/

## プレミアムあんぱん

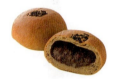

糖質 **7.0**g | 125kcal

| たんぱく質 | 脂質 | 塩分 |
|---|---|---|
| 9.0g | 2.0g | 1.3g |

## 生チョココロネ

糖質 **6.0**g | 217kcal

| たんぱく質 | 脂質 | 塩分 |
|---|---|---|
| 10.0g | 12.0g | 0.8g |

## シナモンロール

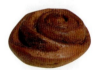

糖質 **7.0**g | 167kcal

| たんぱく質 | 脂質 | 塩分 |
|---|---|---|
| 10.0g | 7.0g | 0.4g |

## デニッシュ

糖質 **5.0**g | 217kcal

| たんぱく質 | 脂質 | 塩分 |
|---|---|---|
| 10.0g | 13.0g | 0.6g |

## ソーセージパン

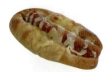

糖質 **5.8**g | 269kcal

| たんぱく質 | 脂質 | 塩分 |
|---|---|---|
| 18.0g | 17.0g | 1.8g |

## 和風ツナマヨパン

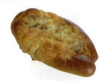

糖質 **6.0**g | 238kcal

| たんぱく質 | 脂質 | 塩分 |
|---|---|---|
| 15.0g | 14.0g | 4.0g |

## ガリッとソーダバーZERO
＊1本あたり

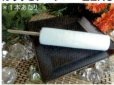

糖質 **0.2**g | 1kcal
| たんぱく質 | 脂質 | 塩分 |
|---|---|---|
| 0g | 0g | 0g |

## ヘルシー板チョコレート
65g

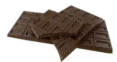

糖質 **8.6**g | 336kcal
| たんぱく質 | 脂質 | 塩分 |
|---|---|---|
| 6.0g | 29.3g | 0.2g |

## チーズケーキ（プレーン）
＊1本あたり

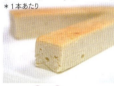

糖質 **0.6**g | 107kcal
| たんぱく質 | 脂質 | 塩分 |
|---|---|---|
| 3.0g | 9.0g | 0.2g |

## ロールケーキ
＊1カット38gあたり

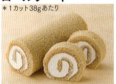

糖質 **0.7**g | 110kcal
| たんぱく質 | 脂質 | 塩分 |
|---|---|---|
| 2.3g | 10.0g | 0g |

## マドレーヌ

糖質 **2.7**g | 126kcal
| たんぱく質 | 脂質 | 塩分 |
|---|---|---|
| 7.0g | 9.5g | 0.4g |

## さくさく胡麻チョコバー
＊1本あたり

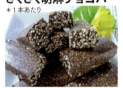

糖質 **3.0**g | 178kcal
| たんぱく質 | 脂質 | 塩分 |
|---|---|---|
| 5.0g | 15.0g | 0g |

## 大豆チップス（コンソメ）
50g

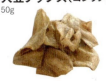

糖質 **8.3**g | 184kcal
| たんぱく質 | 脂質 | 塩分 |
|---|---|---|
| 20.1g | 6.0g | 1.2g |

## ヘルシー大豆麺
100g

糖質 **8.2**g | 254kcal
| たんぱく質 | 脂質 | 塩分 |
|---|---|---|
| 36.3g | 6.5g | 2.3g |

## ノンシュガー・ジェイピー

http://www.nonsugar.jp/

＊ロカコラ、コロッサル以外は、羅漢果、還元麦芽糖水飴、エリスリトール、スクラロースなどを除いた糖質量およびエネルギー量です。

### コロッサル　ブラックペッパー
20g

| 糖質 | 0g | 110kcal |
|---|---|---|
| たんぱく質 | 脂質 | 塩分 |
| 11.8g | 6.9g | 0.92g |

### いちごの大豆粉ロール
＊1カット(直径8〜8.5cm、厚さ2.5cm)あたり

| 糖質 | 2.8g | 126kcal |
|---|---|---|
| たんぱく質 | 脂質 | 塩分 |
| 5.5g | 9.8g | 0.18g |

### とろ〜りショコラ
＊1食分1/2個(60g)あたり

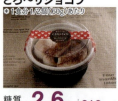

| 糖質 | 2.6g | 216kcal |
|---|---|---|
| たんぱく質 | 脂質 | 塩分 |
| 4.0g | 19.6g | 0.2g |

### 糖質ゼロスナック
### ロカコラなんです カレー味
30g

| 糖質 | 0g | 165kcal |
|---|---|---|
| たんぱく質 | 脂質 | 塩分 |
| 17.6g | 10.4g | 1.5g |

### 大豆粉ティラミス
95g

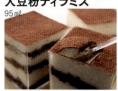

| 糖質 | 2.1g | 151kcal |
|---|---|---|
| たんぱく質 | 脂質 | 塩分 |
| 6.6g | 13.3g | - |

### なめらかフロマージュ
＊1食分1/2個(60g)あたり

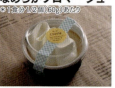

| 糖質 | 1.9g | 208kcal |
|---|---|---|
| たんぱく質 | 脂質 | 塩分 |
| 3.5g | 19.4g | 0.20g |

### 大豆粉のバースデー生ケーキ
＊1食分1/8カット(直径15cm)あたり

| 糖質 | 3.1g | 236kcal |
|---|---|---|
| たんぱく質 | 脂質 | 塩分 |
| 6.3g | 18.9g | - |

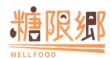

WELLFOOD

糖限郷

http://www.rakuten.ne.jp/gold/wellfood/

## チーズブッセ

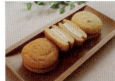

糖質 **0.4**g | 110kcal
たんぱく質 2.6g | 脂質 10.4g | 塩分 0.2g

## モンブラン
＊100gあたり

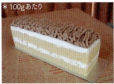

糖質 **4.8**g | 254kcal
たんぱく質 5.2g | 脂質 22.3g | 塩分 0.4g

## シフォンケーキアールグレイ
＊100gあたり

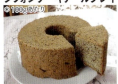

糖質 **1.0**g | 308kcal
たんぱく質 8.6g | 脂質 28.1g | 塩分 0.7g

## シュークリーム

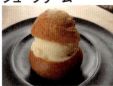

糖質 **2.1**g | 166kcal
たんぱく質 5.7g | 脂質 14.4g | 塩分 0.2g

## ラスク
75g

糖質 **6.7**g | 381kcal
たんぱく質 24.5g | 脂質 25.9g | 塩分 0.7g

## 大豆パンの丸パン
＊1個あたり

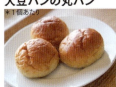

糖質 **2.5**g | 102kcal
たんぱく質 9.7g | 脂質 5.5g | 塩分 0.2g

## ベーコンチーズロール

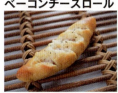

糖質 **2.7**g | 137kcal
たんぱく質 11.1g | 脂質 8.5g | 塩分 0.6g

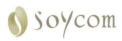

## ソイコム

http://www.soycom.co.jp/

### ソイズケアバー チーズ味
＊1本30gあたり

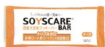

糖質 **5.2**g　142kcal

| たんぱく質 | 脂質 | 塩分 |
|---|---|---|
| 5.8g | 8.5g | 0.1g |

### ソイズケアビゴーレブロック
＊1枚(12g)あたり

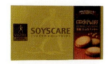

糖質 **0.4**g　58kcal

| たんぱく質 | 脂質 | 塩分 |
|---|---|---|
| 2.1g | 5.2g | 0g |

### 大豆全粒粉ピタパン

糖質 **0**g　108kcal

| たんぱく質 | 脂質 | 塩分 |
|---|---|---|
| 10.2g | 4.7g | 0.3g |

### 大豆のこだわりマヨネ
＊15gあたり

糖質 **1.1**g　90kcal

| たんぱく質 | 脂質 | 塩分 |
|---|---|---|
| 0.7g | 9.2g | 0.3g |

### 大豆のチップス
90g

炭水化物 **5.2**g　343kcal

| たんぱく質 | 脂質 | 塩分 |
|---|---|---|
| 39.4g | 6.0g | 0.01g |

### 大豆まるごと元気麺
80g

糖質 **23.0**g　226kcal

| たんぱく質 | 脂質 | 塩分 |
|---|---|---|
| 14.5g | 6.6g | 0g |

### 大豆のビゴーレ乾麺（細麺タイプ）
100g

糖質 **5.9**g　374kcal

| たんぱく質 | 脂質 | 塩分 |
|---|---|---|
| 41.6g | 7.6g | 0g |

# marusan

マルサンアイ

http://maruchoku.com/

## 低糖質豆乳飲料
125g

糖質 **0.4**g | 55kcal

| たんぱく質 | 脂質 | 塩分 |
| --- | --- | --- |
| 2.5g | 3.9g | 0.3g |

## 大豆のアイドル
## 大豆100％麺ソイドル
110g

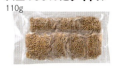

糖質 **0.9**g | 89kcal

| たんぱく質 | 脂質 | 塩分 |
| --- | --- | --- |
| 11.9g | 2.9g | 0.02g |

## 低糖質 お好み焼き
1枚(200g)
＊ソースなどのトッピングは含まず

糖質 **7.2**g | 352kcal

| たんぱく質 | 脂質 | 塩分 |
| --- | --- | --- |
| 24.0g | 24.0g | 1.3g |

# DHC

DHC

http://www.dhc.co.jp

## DHC糖質コントロールデザート
## 水ようかん
67g

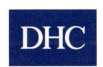

糖質 **8.2**g | 38kcal

| たんぱく質 | 脂質 | 塩分 |
| --- | --- | --- |
| 1.0g | 0.2g | 0.04g |

## DHC糖質コントロールデザート
## ブラマンジェ
70g

糖質 **3.2**g | 64kcal

| たんぱく質 | 脂質 | 塩分 |
| --- | --- | --- |
| 1.1g | 4.7g | 0.04g |

## DHC米こんにゃく
200g

糖質 **0**g | 6kcal

| たんぱく質 | 脂質 | 塩分 |
| --- | --- | --- |
| 0g | 0g | 0.02g |

**POMPADOUR**

## ポンパドウル

http://www.pompadour.co.jp/eshop/

### Dailyブラン ナプキンロール

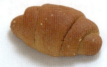

糖質 **5.6**g　108kcal

| たんぱく質 | 脂質 | 塩分 |
|---|---|---|
| 12.2g | 3.0g | 0.5g |

### Dailyブラン ハムチーズ
＊1個あたり

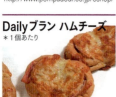

糖質 **6.0**g　126kcal

| たんぱく質 | 脂質 | 塩分 |
|---|---|---|
| 13.2g | 4.5g | 0.7g |

### Dailyブラン ほうれん草とチェダーチーズ
＊1個あたり

糖質 **10.0**g　220kcal

| たんぱく質 | 脂質 | 塩分 |
|---|---|---|
| 19.7g | 9.7g | 0.9g |

### Dailyブラン クリームパン
＊1個あたり

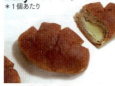

糖質 **12.7**g　179kcal

| たんぱく質 | 脂質 | 塩分 |
|---|---|---|
| 13.8g | 7.1g | 0.6g |

### Dailyブラン あんぱん（低糖餡）
＊1個あたり

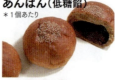

糖質 **21.0**g　174kcal

| たんぱく質 | 脂質 | 塩分 |
|---|---|---|
| 12.6g | 3.2g | 0.5g |

---

COLUMN

### 〈 知っておこう1 〉 パンをより糖質オフに

食パンやフランスパン、ロールパンなどの食事パンは、そのまま食べるよりもサンドイッチにして野菜、卵、チーズ、ハムなどと一緒に食べると糖の吸収が穏やかになります。少量のバターやオリーブオイルをつけて食べてもOKです。ただし油はカロリーが高いのでつけすぎは要注意。

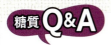

## 糖質 Q&A

### Q3 運動する時間も体力もない……何かいい方法はない?

### A 移動や家事をひと工夫する「ニート」で運動不足を解消!

前述したように、1日の必要カロリー量と必要糖質量は、その人の運動活動量によって変化します。

そこで、手軽に運動活動量を上げることができる「ニート(NEAT＝Non-Exercise Activity Thermogenesisの略)」をご紹介しましょう。特別な運動をするのではなく、工夫することで日常生活の生活活動を良質なトレーニングに変えてしまおうという考え方です。トレーニングジムに通ったり、走ったり、プールで泳いだりすることは、少しハードルが高いものです。

例えば、座っているときの姿勢を整え、できるだけ立って作業をする。テレビを見ながら足踏みする。通勤や買い物に行くときには歩く。掃除や洗濯といった家事、さらにエレベーターを一つ前で降りて1階だけ階段を使うというように、日常のなにげない身体活動は、工夫一つで良質なトレーニングに変わります。

一つひとつの動きは大きくなくても、積み重なればかなりのエネルギーを消費します。こういった日常作業に使うエネルギーは、一般的に1日の総消費エネルギー量の約25～30%にも相当します。ある研究では、ニートによるエネルギー消費量は、太っている人とやせている人で1日に350kcalもの差があったとか。日々こまめに動くように心がけるだけでも運動と同様、もしくはそれ以上の効果が得られるというわけです。

### 〈 1日の総消費エネルギー量の内訳 〉

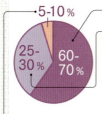

- **基礎代謝カロリー**:生命維持に必要なカロリー(体重と年齢に依存し、ほぼ一定)
- **基礎代謝以外の身体活動**:通勤時・買い物時の歩行、家事、余暇活動、姿勢の保持といった「NEAT」や運動など(NEATなどで消費量が増すと、この比率を上げることができる)
- **食事誘発性熱産生**:食事をエネルギーに変える際の発熱により消費されるエネルギー(体重が変わらなければ、摂取カロリーが変わらず、ほぼ一定)

## 今すぐ始められるニートアップ術

日々の生活のなかですぐに始められるお手軽"ながら"ニートアップ術を紹介します。

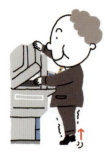

### つま先立ち

電車で吊革につかまりながら、コピーをしながら、キッチンで洗い物をしながら、買い物でレジに並びながら、歯磨きをしながら、立っているときはつま先で立つのを習慣に。つま先立ちで少し早めに歩くだけで、long slow distance (LSD) というすぐれた運動に変わります。電車が空いているときには、吊革を両手で持って体重を支えるようにすると上半身の運動にも。

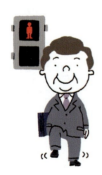

### 太ももの大きな筋肉を使う

信号待ちをしながら、テレビを見ながら、駅やバス停で電車やバスを待ちながら、足踏みをしてみましょう。大きな太ももの筋肉を動かすことで、筋肉から放出されるマイオカインというホルモンや脳からの成長ホルモンの効果も期待できます。「水平足踏み」といって、太ももが地面と平行になるまで持ち上げると、トレーニング効果が上がります。歯磨きや、テレビを見ながらのスクワットも効果的。

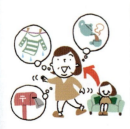

### こまめに動き回る

用事には、一つひとつ動いて対応。デスクの周りやソファの周りの手が届く場所には、物を置かず立って取りに行きましょう。コピーはそのつど取りに行く、お茶はまめに入れに行くなど、ちょっとした動きでも1日でトータルするとかなりの運動量になります。わざと階が違うフロアに階段を使ってコピーをとりに行くのもよいでしょう。

# PART3

# 市販食品編

炭水化物は糖質と食物繊維の合算の数値です。おもな食品における食物繊維の含有率はP9参照。

# ひと目でわかる スーパー・コンビニで買える市販食品の
## 小腹が減ったときの お助けアイテム

ちょっと小腹がすいたときは、コンビニでも買える手軽なお助けアイテムを活用しましょう。ポイントはたんぱく質を豊富に含み、糖質が控えめのもの。食べすぎは禁物です。おいしい甘い飲み物は、炭水化物を1本で20〜30gも含むため注意して。

## チーズ

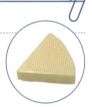

カルシウム豊富なチーズは濃厚な味わいで食べごたえもあるので満足感が得られます。ピースごとに個装されたタイプだと、おやつにちょっと食べたいときに便利です。

## ゆで卵

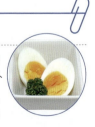

卵は完全栄養食品といわれ、たんぱく質をはじめ、ビタミン類、ミネラル、カルシウムなどバランスよくさまざまな栄養素を豊富に含んだ食材。腹もちがよいのもメリットのひとつです。食品中のコレステロールは、気にしなくても大丈夫。

# 枝豆

　枝豆は未成熟の大豆を収穫したもので、大豆と野菜の両方のよいところを持ち合わせた優良食品。たんぱく質、ビタミン$B_1$、カリウム、食物繊維、鉄分を豊富に含んでいます。冷凍のものも市販されているので、常備しておくと便利です。

# ヨーグルト

　乳酸菌の力で整腸作用も期待できるヨーグルトは毎日でも食べたい食品。含まれる乳酸菌もさまざまなものが販売されているので、自分にあったタイプを探してみましょう。

# 豆乳

　糖質はもちろん、脂肪分も低く、良質なたんぱく質が摂取できます。動脈硬化や骨粗鬆症などの予防効果もあるといわれ、ダイエットをしながらアンチエイジングも期待できそうです。

# 魚肉ソーセージ

　通常の魚肉ソーセージは、良質なタンパク源に。調理せずにそのまま食べられる魚として、おやつにぴったり。DHAやEPAなど、ω（オメガ）3系の脂肪酸を含む特殊な魚肉ソーセージは、脂質代謝を促します。

# ナッツ類

　ナッツのなかでも比較的糖質が少なめのアーモンドやくるみがおすすめです。ただし、栄養価は高いのですが脂質が高く、高カロリー。塩分が多いものもあります。食べすぎには注意が必要です。

COLUMN

## 〈 知っておこう2 〉 PFCバランス

栄養バランスを語るうえで、よく聞く言葉に「PFCバランス」というものがあります。これは、エネルギーを作り出す栄養素「P＝たんぱく質」「F＝脂質」「C＝炭水化物（糖質）」の比率のこと。『日本人の食事摂取基準（2015年版）』では、炭水化物50〜65％、脂質20〜30％、たんぱく質13〜20％と設定されています。

この炭水化物の割合が、筋肉労働量が下がった現代人や、糖代謝異常をきたしている人には高すぎる点が問題だと考えられ始めています。総カロリーが大きくならないように炭水化物摂取量を減らすように心がけましょう。

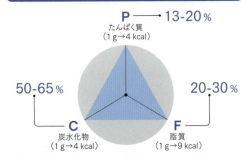

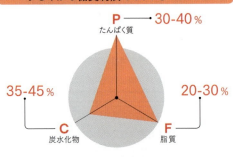

それぞれの％は、1日の総摂取エネルギー量の中での比率です。

## お総菜

*とくにブランド表記のない場合は、一般的な数値です。
*セブン-イレブン商品は2016年9月末時点の編集部調べによる数値。一部地域によって規格が異なる場合があります。

### ゲンコツメンチ
(ローソン)

炭水化物 **17.9**g | 295kcal

| たんぱく質 | 脂質 | 塩分 |
|---|---|---|
| - | - | - |

### からあげクン
レギュラー5個入り(ローソン)

糖質 **6.5**g | 238kcal

| たんぱく質 | 脂質 | 塩分 |
|---|---|---|
| - | - | - |

### コロッケ

糖質 **12.8**g | 224kcal

| たんぱく質 | 脂質 | 塩分 |
|---|---|---|
| 6.7g | 15.2g | 0.6g |

### セブンプレミアム ポテトサラダ
120g(セブン-イレブン)

炭水化物 **21.6**g | 213kcal

| たんぱく質 | 脂質 | 塩分 |
|---|---|---|
| 1.7g | 13.2g | 0.85g |

### かぼちゃコロッケ

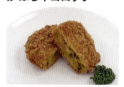

糖質 **13.2**g | 232kcal

| たんぱく質 | 脂質 | 塩分 |
|---|---|---|
| 6.9g | 15.3g | 0.6g |

### セブンプレミアム マカロニサラダ
100g(セブン-イレブン)

炭水化物 **10.7**g | 212kcal

| たんぱく質 | 脂質 | 塩分 |
|---|---|---|
| 4.8g | 16.7g | 1.2g |

### セブンプレミアム ごぼうサラダ
80g(セブン-イレブン)

炭水化物 **7.5**g | 141kcal

| たんぱく質 | 脂質 | 塩分 |
|---|---|---|
| 1.8g | 11.5g | 1.14g |

## ひじきの煮付け
60g

糖質 **3.1**g : 32kcal

| たんぱく質 | 脂質 | 塩分 |
|---|---|---|
| 0.8g | 1.1g | 0.9g |

## セブンプレミアム たけのこ土佐煮
85g(セブン-イレブン)

炭水化物 **7.3**g : 37kcal

| たんぱく質 | 脂質 | 塩分 |
|---|---|---|
| 1.5g | 0.3g | 1.02g |

## セブンプレミアム うの花
90g(セブン-イレブン)

炭水化物 **12.2**g : 128kcal

| たんぱく質 | 脂質 | 塩分 |
|---|---|---|
| 3.8g | 7.1g | 0.89g |

## 大豆五目煮
100g

糖質 **6.3**g : 76kcal

| たんぱく質 | 脂質 | 塩分 |
|---|---|---|
| 4.7g | 2.7g | 0.8g |

## きんぴらごぼう
100g

糖質 **9.0**g : 86kcal

| たんぱく質 | 脂質 | 塩分 |
|---|---|---|
| 2.0g | 2.9g | 1.0g |

## セブンプレミアム 筑前煮
155g(セブン-イレブン)

炭水化物 **20.8**g : 135kcal

| たんぱく質 | 脂質 | 塩分 |
|---|---|---|
| 8.4g | 2.0g | 1.8g |

## セブンプレミアム 切干大根煮
95g(セブン-イレブン)

炭水化物 **10.5**g : 60kcal

| たんぱく質 | 脂質 | 塩分 |
|---|---|---|
| 1.6g | 1.3g | 1.30g |

## 春雨サラダ
65g

糖質 **6.2**g : 63kcal

| たんぱく質 | 脂質 | 塩分 |
|---|---|---|
| 3.4g | 2.6g | 0.8g |

### セブンプレミアム
### もつ煮込み
180g(セブン-イレブン)

炭水化物 **7.0**g | 173kcal

| たんぱく質 | 脂質 | 塩分 |
|---|---|---|
| 16.4g | 8.8g | 2.79g |

### セブンプレミアム
### 肉じゃが
190g(セブン-イレブン)

炭水化物 **28.9**g | 255kcal

| たんぱく質 | 脂質 | 塩分 |
|---|---|---|
| 9.5g | 11.2g | 1.74g |

### セブンプレミアム
### 牛肉豆腐
220g(セブン-イレブン)

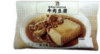

炭水化物 **9.5**g | 251kcal

| たんぱく質 | 脂質 | 塩分 |
|---|---|---|
| 16.5g | 16.3g | 2.6g |

### セブンプレミアム
### サラダチキン
(セブン-イレブン)＊100gあたり

炭水化物 **0.3**g | 105kcal

| たんぱく質 | 脂質 | 塩分 |
|---|---|---|
| 23.8g | 0.9g | 1.20g |

### セブンプレミアム
### さばの味噌煮
1切れ(セブン-イレブン)

炭水化物 **15.0**g | 321kcal

| たんぱく質 | 脂質 | 塩分 |
|---|---|---|
| 11.1g | 24.1g | 1.80g |

### セブンプレミアム
### さばの塩焼
1切れ(セブン-イレブン)＊骨皮を除く

炭水化物 **0.1**g | 321kcal

| たんぱく質 | 脂質 | 塩分 |
|---|---|---|
| 17.3g | 27.9g | 1.56g |

### 具たっぷり肉まん
(山崎製パン)
＊1個あたり

炭水化物 **27.4**g | 214kcal

| たんぱく質 | 脂質 | 塩分 |
|---|---|---|
| 9.7g | 7.3g | 1.2g |

### 具たっぷりピザまん
(山崎製パン)
＊1個あたり

炭水化物 **30.3**g | 209kcal

| たんぱく質 | 脂質 | 塩分 |
|---|---|---|
| 7.8g | 6.3g | 1.2g |

## インスタント食品

### 明星 低糖質麺 はじめ屋 糖質50％オフ こってり醤油豚骨味
（明星食品）

糖 ↓

糖質 **21.9**g 285kcal

| たんぱく質 | 脂質 | 塩分 |
|---|---|---|
| 11.5g | 14.1g | 6.6g |

### 明星 低糖質麺 はじめ屋 糖質50％オフ こってり味噌味
（明星食品）

糖 ↓

糖質 **21.2**g 278kcal

| たんぱく質 | 脂質 | 塩分 |
|---|---|---|
| 12.8g | 12.7g | 6.6g |

### 明星 低糖質麺 Low-Carb Noodles マッシュルームとオニオンのコンソメスープ
（明星食品）

糖 ↓

糖質 **12.1**g 172kcal

| たんぱく質 | 脂質 | 塩分 |
|---|---|---|
| 7.9g | 6.6g | 3.6g |

### 明星 低糖質麺 Low-Carb Noodles やわらか蒸し鶏のレモンジンジャースープ
（明星食品）

糖 ↓

糖質 **13.7**g 182kcal

| たんぱく質 | 脂質 | 塩分 |
|---|---|---|
| 9.2g | 7.1g | 2.5g |

### マルちゃん正麺 醤油味
（東洋水産）

炭水化物 **65.4**g 339kcal

| たんぱく質 | 脂質 | 塩分 |
|---|---|---|
| 9.5g | 4.4g | 5.8g |

### （袋）ワンタンメン
（エースコック）

炭水化物 **53.8**g 440kcal

| たんぱく質 | 脂質 | 塩分 |
|---|---|---|
| 9.3g | 20.8g | 6.1g |

### マルちゃん正麺 味噌味
（東洋水産）

炭水化物 **67.1**g 365kcal

| たんぱく質 | 脂質 | 塩分 |
|---|---|---|
| 9.7g | 6.4g | 5.8g |

## スーパーカップ1.5倍 しょうゆラーメン
（エースコック）

炭水化物 **68.9**g 466kcal

| たんぱく質 | 脂質 | 塩分 |
| --- | --- | --- |
| 7.9g | 17.6g | 7.6g |

## わかめラーメン ごま・しょうゆ
（エースコック）

糖質 **45.5**g 336kcal

| たんぱく質 | 脂質 | 塩分 |
| --- | --- | --- |
| 8.6g | 12.6g | 6.6g |

## マルちゃん 赤いきつねうどん
（東向け）
（東洋水産）

炭水化物 **54.4**g 432kcal

| たんぱく質 | 脂質 | 塩分 |
| --- | --- | --- |
| 10.6g | 19.1g | 6.6g |

## マルちゃん 緑のたぬき天そば
（東向け）
（東洋水産）

炭水化物 **55.5**g 482kcal

| たんぱく質 | 脂質 | 塩分 |
| --- | --- | --- |
| 11.8g | 23.6g | 6.1g |

## （袋）Pho・ccori気分 鶏だしフォー（エースコック）

炭水化物 **34.9**g 190kcal

| たんぱく質 | 脂質 | 塩分 |
| --- | --- | --- |
| 3.2g | 4.2g | 3.3g |

## ヌードルはるさめ 1/3日分の野菜 ちゃんぽん味
（エースコック）

糖質 **31.6**g 145kcal

| たんぱく質 | 脂質 | 塩分 |
| --- | --- | --- |
| 1.5g | 1.0g | 3.0g |

## スープはるさめ かきたま
（エースコック）

炭水化物 **14.4**g 70kcal

| たんぱく質 | 脂質 | 塩分 |
| --- | --- | --- |
| 1.7g | 0.6g | 2.0g |

## スープはるさめ 担担味
（エースコック）

炭水化物 **17.5**g 114kcal

| たんぱく質 | 脂質 | 塩分 |
| --- | --- | --- |
| 2.5g | 3.8g | 2.8g |

＊かんてんスリムは洋風リゾット・和風雑炊とも、それぞれ2種類×2個のセットです。

### かんてんスリム 洋風リゾットアソート
### トマトリゾット（ポッカサッポロ）
＊1食あたり

【糖↓】

糖質 **12.0**g ｜ 93kcal

| たんぱく質 | 脂質 | 塩分 |
|---|---|---|
| 2.2g | 2.4g | 2.0g |

### かんてんスリム 洋風リゾットアソート
### カレーリゾット（ポッカサッポロ）
＊1食あたり

【糖↓】

糖質 **15.0**g ｜ 87kcal

| たんぱく質 | 脂質 | 塩分 |
|---|---|---|
| 1.7g | 0.7～2.0g | 2.8g |

### かんてんスリム 和風雑炊アソート
### さけ雑炊（ポッカサッポロ）
＊1食あたり

【糖↓】

糖質 **9.5**g ｜ 64kcal

| たんぱく質 | 脂質 | 塩分 |
|---|---|---|
| 1.0～2.7g | 0.1～0.4g | 2.1g |

### かんてんスリム 和風雑炊アソート
### 根菜雑炊（ポッカサッポロ）
＊1食あたり

【糖↓】

糖質 **8.9**g ｜ 50kcal

| たんぱく質 | 脂質 | 塩分 |
|---|---|---|
| 1.5g | 0.1g | 2.1g |

### じっくりコトコト
### 濃厚コーンポタージュ
（ポッカサッポロ）＊1食あたり

炭水化物 **17.0**g ｜ 101kcal

| たんぱく質 | 脂質 | 塩分 |
|---|---|---|
| 1.8g | 2.7g | 1.4g |

### じっくりコトコト
### こんがりパン コーンポタージュ
（ポッカサッポロ）＊1食あたり

炭水化物 **22.0**g ｜ 136kcal

| たんぱく質 | 脂質 | 塩分 |
|---|---|---|
| 2.5g | 4.4g | 1.7g |

### 一杯の減塩 わかめスープ
（ポッカサッポロ）＊1杯あたり

炭水化物 **5.9**g ｜ 30kcal

| たんぱく質 | 脂質 | 塩分 |
|---|---|---|
| 0.9g | 0.3g | 1.0g |

### JALビーフコンソメ
（明治）＊1袋5gあたり

炭水化物 **2.3**g ｜ 14kcal

| たんぱく質 | 脂質 | 塩分 |
|---|---|---|
| 0.4g | 0.4g | 1.8g |

## レトルト食品

### まるごと野菜 完熟トマトのミネストローネ
200g（明治）

糖質 **11.0**g ： 75kcal

| たんぱく質 | 脂質 | 塩分 |
|---|---|---|
| 2.2g | 2.0g | 1.0g |

### まるごと野菜 じっくり煮込んだポトフ
200g（明治）

糖質 **7.7**g ： 50kcal

| たんぱく質 | 脂質 | 塩分 |
|---|---|---|
| 1.8g | 1.0g | 1.8g |

### まるごと野菜 6種野菜の鶏だし白湯スープ
200g（明治）

糖質 **7.4**g ： 55kcal

| たんぱく質 | 脂質 | 塩分 |
|---|---|---|
| 0.8g | 2.0g | 1.6g |

### ベジグラーノ かぼちゃのポタージュ
200g（カゴメ）

糖質 **22.5**g ： 135kcal

| たんぱく質 | 脂質 | 塩分 |
|---|---|---|
| 2.0g | 2.2g | 0.9g |

### ベジグラーノ 生姜コンソメスープ
200g（カゴメ）

糖質 **16.5**g ： 106kcal

| たんぱく質 | 脂質 | 塩分 |
|---|---|---|
| 2.5g | 1.5g | 1.5g |

### 大麦生活 大麦ごはん
150g（大塚製薬）

糖質 **42.2**g ： 209kcal

| たんぱく質 | 脂質 | 塩分 |
|---|---|---|
| 5.4g | 1.1g | 0.1g |

### 大麦生活 大麦ごはん 和風だし仕立て
150g（大塚製薬）

糖質 **42.2**g ： 209kcal

| たんぱく質 | 脂質 | 塩分 |
|---|---|---|
| 5.7g | 0.9g | 0.9g |

## マンナンごはん
160g（大塚食品）

糖質 **37.0**g | 168kcal

| たんぱく質 | 脂質 | 塩分 |
| --- | --- | --- |
| 2.2g | 0.2g | 0〜0.1g |

## ボンカレーゴールド 中辛
180g（大塚食品）

糖質 **18.4**g | 158kcal

| たんぱく質 | 脂質 | 塩分 |
| --- | --- | --- |
| 4.3g | 7.0g | 2.5g |

## 咖喱屋カレー 中辛
200g（ハウス食品）

炭水化物 **20.1**g | 176kcal

| たんぱく質 | 脂質 | 塩分 |
| --- | --- | --- |
| 5.0g | 8.4g | 2.9g |

## マイサイズ 欧風カレー
150g（大塚食品）

糖質 **12.2**g | 99kcal

| たんぱく質 | 脂質 | 塩分 |
| --- | --- | --- |
| 3.2g | 3.8g | 2.0g |

## マイサイズ バターチキンカレー
120g（大塚食品）

糖質 **10.3**g | 98kcal

| たんぱく質 | 脂質 | 塩分 |
| --- | --- | --- |
| 4.3g | 4.2g | 1.9g |

## マイサイズ グリーンカレー
150g（大塚食品）

糖質 **9.6**g | 97kcal

| たんぱく質 | 脂質 | 塩分 |
| --- | --- | --- |
| 2.1g | 5.4g | 1.7g |

## 北海道シチュー クリーム
210g（ハウス食品）

炭水化物 **19.7**g | 167kcal

| たんぱく質 | 脂質 | 塩分 |
| --- | --- | --- |
| 5.9g | 7.1g | 1.9g |

## 完熟トマトのハヤシライスソース
210g（ハウス食品）

炭水化物 **20.5**g | 214kcal

| たんぱく質 | 脂質 | 塩分 |
| --- | --- | --- |
| 6.3g | 11.9g | 3.1g |

## マイサイズ ハヤシ
150g（大塚食品）

糖質 **13.4**g ｜ 96kcal

| たんぱく質 | 脂質 | 塩分 |
|---|---|---|
| 2.7g | 3.3g | 1.8g |

## DONBURI亭 牛丼
160g（江崎グリコ）

炭水化物 **12.2**g ｜ 176kcal

| たんぱく質 | 脂質 | 塩分 |
|---|---|---|
| 7.7g | 10.7g | 2.6g |

## DONBURI亭 中華丼
210g（江崎グリコ）

炭水化物 **17.4**g ｜ 151kcal

| たんぱく質 | 脂質 | 塩分 |
|---|---|---|
| 6.5g | 6.1g | 3.1g |

## DONBURI亭 親子丼
210g（江崎グリコ）

炭水化物 **13.7**g ｜ 133kcal

| たんぱく質 | 脂質 | 塩分 |
|---|---|---|
| 12.6g | 3.1g | 3.3g |

## マイサイズ 親子丼
150g（大塚食品）

糖質 **10.1**g ｜ 94kcal

| たんぱく質 | 脂質 | 塩分 |
|---|---|---|
| 4.2g | 3.9g | 1.9g |

## マイサイズ 麻婆丼
120g（大塚食品）

糖質 **7.4**g ｜ 95kcal

| たんぱく質 | 脂質 | 塩分 |
|---|---|---|
| 3.1g | 5.8g | 1.9g |

## 炊き込み御膳 五目ごはん
＊具材のみ、3～4人前（江崎グリコ）

炭水化物 **20.6**g ｜ 246kcal

| たんぱく質 | 脂質 | 塩分 |
|---|---|---|
| 10.6g | 11.6g | 11.9g |

## 炊き込み御膳 松茸ごはん
＊具材のみ、3～4人前（江崎グリコ）

炭水化物 **19.8**g ｜ 216kcal

| たんぱく質 | 脂質 | 塩分 |
|---|---|---|
| 7.5g | 10.1g | 11.3g |

## 炊き込み御膳 鶏ごぼう
*具材のみ、3～4人前（江崎グリコ）

炭水化物 **24.0**g | 248kcal

| たんぱく質 | 脂質 | 塩分 |
|---|---|---|
| 12.0g | 9.7g | 11.7g |

## ぱすた屋 ミートソース
130g（ハウス食品）

炭水化物 **15.3**g | 132kcal

| たんぱく質 | 脂質 | 塩分 |
|---|---|---|
| 4.6g | 5.9g | 2.7g |

## ぱすた屋 カルボナーラ
130g（ハウス食品）

炭水化物 **9.0**g | 107kcal

| たんぱく質 | 脂質 | 塩分 |
|---|---|---|
| 2.6g | 6.7g | 2.3g |

## ぱすた屋 ナポリタン
130g（ハウス食品）

炭水化物 **15.6**g | 113kcal

| たんぱく質 | 脂質 | 塩分 |
|---|---|---|
| 2.4g | 4.6g | 2.1g |

## ぱすた屋 たらこクリーム
130g（ハウス食品）

炭水化物 **9.9**g | 127kcal

| たんぱく質 | 脂質 | 塩分 |
|---|---|---|
| 1.6g | 9.0g | 2.6g |

### 冷蔵食品

## 糖質0g麺
180g（紀文）

糖質 **0**g | 35kcal

| たんぱく質 | 脂質 | 塩分 |
|---|---|---|
| 2.4g | 1.4g | 0.5g |

## 糖質0g麺 丸麺
180g（紀文）

糖質 **0**g | 27kcal

| たんぱく質 | 脂質 | 塩分 |
|---|---|---|
| 1.6g | 0.9g | 0.7g |

## 冷凍食品

### 糖質オフキッチン ガーリックバター醤油焼きそば（江崎グリコ）

糖質 **20.4**g 238kcal

| たんぱく質 | 脂質 | 塩分 |
|---|---|---|
| 12.8g | 7.7g | 3.0g |

### 糖質オフキッチン 塩焼きそば
（江崎グリコ）

糖質 **19.8**g 233kcal

| たんぱく質 | 脂質 | 塩分 |
|---|---|---|
| 12.4g | 7.6g | 3.1g |

### 糖質オフキッチン 糖質オフ麺
（江崎グリコ）＊1食あたり

糖質 **22.1**g 196kcal

| たんぱく質 | 脂質 | 塩分 |
|---|---|---|
| 13.9g | 1.3g | 0.5g |

### 糖質オフキッチン もちもち焼おにぎり（江崎グリコ）
＊1個あたり

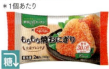

糖質 **17.6**g 85kcal

| たんぱく質 | 脂質 | 塩分 |
|---|---|---|
| 1.7g | 0.4g | 0.6g |

### オーマイPLUS 糖質off 生パスタ ボロネーゼ
（日本製粉）

糖質 **29.6**g 332kcal

| たんぱく質 | 脂質 | 塩分 |
|---|---|---|
| 17.9g | 11.4g | 2.2g |

### オーマイPLUS 糖質off 生パスタ カルボナーラ
（日本製粉）

糖質 **28.3**g 325kcal

| たんぱく質 | 脂質 | 塩分 |
|---|---|---|
| 17.4g | 11.7g | 2.5g |

### オーマイPLUS 糖質off 汁なし坦々麺
（日本製粉）

糖質 **28.1**g 310kcal

| たんぱく質 | 脂質 | 塩分 |
|---|---|---|
| 16.6g | 10.1g | 2.5g |

## オーマイPLUS 糖質off ジャージャー麺（日本製粉）

糖↓

糖質 **28.3**g　308kcal

| たんぱく質 | 脂質 | 塩分 |
|---|---|---|
| 14.0g | 11.2g | 2.2g |

## オーマイPLUS 糖質off 台湾まぜそば（日本製粉）

糖↓

糖質 **30.7**g　302kcal

| たんぱく質 | 脂質 | 塩分 |
|---|---|---|
| 16.1g | 9.1g | 3.3g |

## プリプリのエビシューマイ 12個入り
（味の素冷凍食品）＊1個あたり

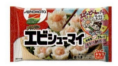

炭水化物 **2.4**g　23kcal

| たんぱく質 | 脂質 | 塩分 |
|---|---|---|
| 0.8g | 1.1g | 0.17g |

## ギョーザ 12個入り
（味の素冷凍食品）＊1個あたり

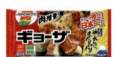

炭水化物 **4.7**g　44kcal

| たんぱく質 | 脂質 | 塩分 |
|---|---|---|
| 1.5g | 2.1g | 0.28g |

## やわらか若鶏から揚げ ボリュームパック 275g
（味の素冷凍食品）＊100gあたり

炭水化物 **11.0**g　212kcal

| たんぱく質 | 脂質 | 塩分 |
|---|---|---|
| 15.0g | 12.0g | 1.3g |

## お弁当にGood!® パリパリの春巻 6個入り
（ニチレイ）＊1個あたり

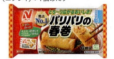

炭水化物 **7.2**g　76kcal

| たんぱく質 | 脂質 | 塩分 |
|---|---|---|
| 1.4g | 4.6g | 0.3g |

## お弁当にGood!® チーズとしその鶏つくね
6個入り（ニチレイ）＊1個あたり

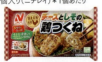

炭水化物 **2.4**g　41kcal

| たんぱく質 | 脂質 | 塩分 |
|---|---|---|
| 2.4g | 2.4g | 0.4g |

## 北海道まるごと 牛肉コロッケ
8個入り（味の素冷凍食品）＊1個あたり

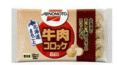

炭水化物 **17.0**g　128kcal

| たんぱく質 | 脂質 | 塩分 |
|---|---|---|
| 3.1g | 5.3g | 0.4g |

## 洋食亭® ジューシーハンバーグ（味の素冷凍食品）

炭水化物 **15.0**g ｜ 286kcal

| たんぱく質 | 脂質 | 塩分 |
|---|---|---|
| 16.0g | 18.0g | 2.0g |

## 選べるおかず かぼちゃ煮
90g（ニチレイ）

炭水化物 **28.4**g ｜ 123kcal

| たんぱく質 | 脂質 | 塩分 |
|---|---|---|
| 1.1g | 0.5g | 0.1g |

## こんがりと焼いたえびグラタン
2個入（マルハニチロ）＊1個あたり

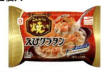

炭水化物 **28.0**g ｜ 257kcal

| たんぱく質 | 脂質 | 塩分 |
|---|---|---|
| 8.4g | 12.4g | 1.4g |

## 具だくさんエビピラフ
450g（味の素冷凍食品）＊225gあたり

炭水化物 **67.0**g ｜ 333kcal

| たんぱく質 | 脂質 | 塩分 |
|---|---|---|
| 7.6g | 3.8g | 2.2g |

## ほっとするおかず® レンコンひき肉はさみ揚げ
4個入り（ニチレイ）＊1個あたり

炭水化物 **6.8**g ｜ 65kcal

| たんぱく質 | 脂質 | 塩分 |
|---|---|---|
| 1.8g | 3.4g | 0.4g |

## 匠御菜（たくみおかず）® 特製メンチカツ。
4個入り（ニチレイ）＊1個あたり

炭水化物 **7.0**g ｜ 111kcal

| たんぱく質 | 脂質 | 塩分 |
|---|---|---|
| 3.3g | 7.8g | 0.6g |

## こんがりと焼いたミラノ風ドリア
2個入（マルハニチロ）＊1個あたり

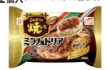

炭水化物 **34.0**g ｜ 273kcal

| たんぱく質 | 脂質 | 塩分 |
|---|---|---|
| 7.2g | 12.0g | 2.3g |

## ザ・チャーハン 600g
（味の素冷凍食品）＊300gあたり

炭水化物 **89.0**g ｜ 587kcal

| たんぱく質 | 脂質 | 塩分 |
|---|---|---|
| 15.0g | 19.0g | 4.8g |

## ミックスピザ3枚入り
(マルハニチロ)＊1枚あたり

炭水化物 **33.6**g ｜ 251kcal

| たんぱく質 | 脂質 | 塩分 |
|---|---|---|
| 10.3g | 8.4g | 1.1g |

## 五目あんかけ焼そば
(マルハニチロ)

炭水化物 **55.9**g ｜ 345kcal

| たんぱく質 | 脂質 | 塩分 |
|---|---|---|
| 10.5g | 8.8g | 3.7g |

## 塩ゆでえだまめ400g
(味の素冷凍食品)＊100gあたり

炭水化物 **6.5**g ｜ 72kcal

| たんぱく質 | 脂質 | 塩分 |
|---|---|---|
| 5.4g | 2.7g | 0.3～0.6g |

## ミックスベジタブル
300g(味の素冷凍食品)＊100gあたり

炭水化物 **13.0**g ｜ 76kcal

| たんぱく質 | 脂質 | 塩分 |
|---|---|---|
| 3.0g | 1.3g | 0.2g |

## 今川焼(あずきあん)
5個入り(ニチレイ)＊1個あたり

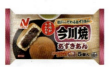

炭水化物 **37.0**g ｜ 182kcal

| たんぱく質 | 脂質 | 塩分 |
|---|---|---|
| 4.0g | 2.0g | 0.5g |

## たいやき
5個入り(ニチレイ)＊1個あたり

炭水化物 **38.4**g ｜ 187kcal

| たんぱく質 | 脂質 | 塩分 |
|---|---|---|
| 4.1g | 1.9g | 0.5g |

COLUMN

### 〈 知っておこう3 〉栄養成分表示の見方

市販食品に記載されている栄養成分表示のチェックポイントを知っておきましょう。

```
栄養成分表示：100gあたり
エネルギー ---- 330kcal
たんぱく質 ---- 13.5g
脂    質 ---- 20.2g
炭 水 化 物 ---- 14.3g
ナトリウム ---- 650mg
食 物 繊 維 ---- 3.1g
```

数値に対する容量をチェック。100gあたりか、1袋あたりかなどによって摂取量が変わります。

糖質量をチェックしたいときは炭水化物量を見ます。中には糖質量で記載のあるものもあります。食物繊維の記載があれば、炭水化物量－食物繊維量が糖質量。

## 缶詰

*特に表記のないものはすべて缶汁を含む数値です。

### さんま蒲焼
100g（マルハニチロ）

炭水化物 **8.2**g ｜ 253kcal
たんぱく質 15.9g ｜ 脂質 17.4g ｜ 塩分 1.7g

### オイルサーディン（米油）
100g（マルハニチロ）

炭水化物 **0.5**g ｜ 363kcal
たんぱく質 15.6g ｜ 脂質 33.1g ｜ 塩分 0.9g

### ほたて貝柱水煮
180g（マルハニチロ）

炭水化物 **5.9**g ｜ 113kcal
たんぱく質 21.8g ｜ 脂質 0.2g ｜ 塩分 1.7g

### 月花さばみそ煮
200g（マルハニチロ）

炭水化物 **14.6**g ｜ 480kcal
たんぱく質 32.4g ｜ 脂質 32.4g ｜ 塩分 1.9g

### 月花いわし煮付
200g（マルハニチロ）

炭水化物 **13.8**g ｜ 532kcal
たんぱく質 27.0g ｜ 脂質 41.0g ｜ 塩分 2.4g

### 金線べにずわいがに
固形量135g（マルハニチロ）

炭水化物 **3.9**g ｜ 83kcal
たんぱく質 16.6g ｜ 脂質 0.1g ｜ 塩分 2.2g

### やきとり たれ
60g（マルハニチロ）

炭水化物 **6.5**g ｜ 116kcal
たんぱく質 10.6g ｜ 脂質 5.3g ｜ 塩分 0.7g

## シーチキンマイルド
70g(はごろもフーズ)

炭水化物 **0.1**g | 203kcal
| たんぱく質 | 脂質 | 塩分 |
| --- | --- | --- |
| 13.4g | 16.5g | 0.7g |

## シーチキンLフレーク
70g(はごろもフーズ)

炭水化物 **0.1**g | 206kcal
| たんぱく質 | 脂質 | 塩分 |
| --- | --- | --- |
| 12.8g | 17.2g | 0.6g |

## あさり
固形量60g(はごろもフーズ)

炭水化物 **2.3**g | 67kcal
| たんぱく質 | 脂質 | 塩分 |
| --- | --- | --- |
| 10.8g | 1.6g | 0.5g |

## シャキッとコーン
固形量120g(はごろもフーズ)

炭水化物 **15.6**g | 95kcal
| たんぱく質 | 脂質 | 塩分 |
| --- | --- | --- |
| 3.1g | 2.2g | 0.7g |

## 甘みあっさりみかん
295g(はごろもフーズ)

炭水化物 **32.7**g | 136kcal
| たんぱく質 | 脂質 | 塩分 |
| --- | --- | --- |
| 1.2g | 0g | 0.02g |

## 甘みあっさり黄桃
295g(はごろもフーズ)

炭水化物 **37.2**g | 154kcal
| たんぱく質 | 脂質 | 塩分 |
| --- | --- | --- |
| 0.6g | 0.3g | 0.03g |

## 甘みあっさり杏仁フルーツ
295g(はごろもフーズ)

炭水化物 **39.8**g | 167kcal
| たんぱく質 | 脂質 | 塩分 |
| --- | --- | --- |
| 0.6g | 0.6g | 0.03g |

## 朝からフルーツナタデココ
190g(はごろもフーズ)

炭水化物 **23.6**g | 93kcal
| たんぱく質 | 脂質 | 塩分 |
| --- | --- | --- |
| 0g | 0g | 0.02g |

## 菓子パン・惣菜パン

### ゆめちからブランロール
**6個入**（パスコ）＊1個あたり

糖質 **16.4**g ： 102kcal

| たんぱく質 | 脂質 | 塩分 |
|---|---|---|
| 2.8g | 2.5g | 0.3g |

### ゆめちからブランクロワッサン
**2個入**
（パスコ）
＊1個あたり

糖質 **16.7**g ： 184kcal

| たんぱく質 | 脂質 | 塩分 |
|---|---|---|
| 3.2g | 11.2g | 0.4g |

### ブランのセサミスティック
2本入り（ローソン）＊1本あたり

糖↓

糖質 **5.0**g ： 128kcal

| たんぱく質 | 脂質 | 塩分 |
|---|---|---|
| 5.9g | 8.3g | - |

### ブランのチョコロール
（ローソン）

糖↓

糖質 **13.9**g ： 232kcal

| たんぱく質 | 脂質 | 塩分 |
|---|---|---|
| 9.2g | 13.7g | - |

### ブランブレッド
（ローソン）

糖↓

糖質 **7.3**g ： 223kcal

| たんぱく質 | 脂質 | 塩分 |
|---|---|---|
| 21.7g | 7.9g | - |

### スナックパン8本入
（パスコ）＊1本あたり

炭水化物 **14.2**g ： 107kcal

| たんぱく質 | 脂質 | 塩分 |
|---|---|---|
| 1.9g | 4.7g | 0.1g |

### 高級つぶあん
（山崎製パン）

炭水化物 **75.3**g ： 379kcal

| たんぱく質 | 脂質 | 塩分 |
|---|---|---|
| 10.1g | 4.2g | 0.5g |

## 濃厚ミルクフランス
(パスコ)

炭水化物 **48.9**g | 318kcal

| たんぱく質 | 脂質 | 塩分 |
|---|---|---|
| 7.0g | 10.5g | 1.0g |

## つぶいちごジャムパン
(パスコ)

炭水化物 **44.9**g | 225kcal

| たんぱく質 | 脂質 | 塩分 |
|---|---|---|
| 4.3g | 3.1g | 0.6g |

## 国産小麦のチーズスフレ 2個入 (パスコ)

炭水化物 **42.1**g | 362kcal

| たんぱく質 | 脂質 | 塩分 |
|---|---|---|
| 6.5g | 18.6g | 0.6g |

## やわらかぶどうぱん
(パスコ)

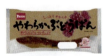

炭水化物 **88.1**g | 482kcal

| たんぱく質 | 脂質 | 塩分 |
|---|---|---|
| 12.5g | 8.8g | 0.7g |

## クリームパン
(山崎製パン)

炭水化物 **43.6**g | 289kcal

| たんぱく質 | 脂質 | 塩分 |
|---|---|---|
| 8.1g | 9.1g | 0.4g |

## メロンパン
(山崎製パン)

炭水化物 **64.9**g | 405kcal

| たんぱく質 | 脂質 | 塩分 |
|---|---|---|
| 10.0g | 11.7g | 0.6g |

## コッペパン (ジャム＆マーガリン)
(山崎製パン)

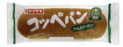

炭水化物 **64.0**g | 525kcal

| たんぱく質 | 脂質 | 塩分 |
|---|---|---|
| 9.3g | 25.7g | 0.9g |

## うずまきデニッシュ
(パスコ)

炭水化物 **61.9**g | 511kcal

| たんぱく質 | 脂質 | 塩分 |
|---|---|---|
| 7.8g | 25.8g | 1.3g |

## 国産小麦のパン・オ・ショコラ
(パスコ)

炭水化物 **33.8**g | 355kcal

| たんぱく質 | 脂質 | 塩分 |
|---|---|---|
| 4.4g | 22.5g | 0.7g |

## 銀チョコロール
(パスコ)

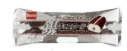

炭水化物 **53.5**g | 376kcal

| たんぱく質 | 脂質 | 塩分 |
|---|---|---|
| 6.0g | 15.3g | 0.6g |

## たっぷりツナマヨネーズ
(パスコ)

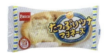

炭水化物 **36.1**g | 407kcal

| たんぱく質 | 脂質 | 塩分 |
|---|---|---|
| 9.2g | 25.1g | 1.4g |

## あらびきソーセージ
(パスコ)

炭水化物 **31.2**g | 290kcal

| たんぱく質 | 脂質 | 塩分 |
|---|---|---|
| 7.0g | 15.2g | 1.4g |

## カレーパン
(山崎製パン)

炭水化物 **36.6**g | 384kcal

| たんぱく質 | 脂質 | 塩分 |
|---|---|---|
| 7.3g | 23.2g | 1.2g |

## ランチパック たまご
(山崎製パン)＊1個あたり

炭水化物 **14.7**g | 146kcal

| たんぱく質 | 脂質 | 塩分 |
|---|---|---|
| 4.3g | 7.8g | 0.8g |

## ランチパック ツナマヨネーズ
(山崎製パン)＊1個あたり

炭水化物 **13.9**g | 156kcal

| たんぱく質 | 脂質 | 塩分 |
|---|---|---|
| 5.3g | 8.8g | 0.8g |

## ランチパック ピーナッツ
(山崎製パン)＊1個あたり

炭水化物 **22.9**g | 180kcal

| たんぱく質 | 脂質 | 塩分 |
|---|---|---|
| 4.5g | 7.8g | 0.4g |

サンドイッチ・
おにぎり

### サンドイッチ（ハム）

糖質 **18.7**g　236kcal

| たんぱく質 | 脂質 | 塩分 |
|---|---|---|
| 10.6g | 12.7g | 1.7g |

### サンドイッチ（たまご）

糖質 **18.1**g　270kcal

| たんぱく質 | 脂質 | 塩分 |
|---|---|---|
| 10.5g | 16.4g | 1.2g |

### サンドイッチ（ポテトサラダ）

糖質 **25.3**g　224kcal

| たんぱく質 | 脂質 | 塩分 |
|---|---|---|
| 5.8g | 10.4g | 1.1g |

### カツサンド

糖質 **22.9**g　218kcal

| たんぱく質 | 脂質 | 塩分 |
|---|---|---|
| 10.6g | 8.4g | 1.3g |

### おにぎり（梅干し）

糖質 **38.8**g　179kcal

| たんぱく質 | 脂質 | 塩分 |
|---|---|---|
| 3.1g | 0.4g | 1.0g |

### おにぎり（鮭）

糖質 **36.9**g　188kcal

| たんぱく質 | 脂質 | 塩分 |
|---|---|---|
| 5.9g | 1.0g | 0.2g |

### おにぎり（明太子）

糖質 **37.1**g　182kcal

| たんぱく質 | 脂質 | 塩分 |
|---|---|---|
| 5.0g | 0.7g | 0.8g |

## 菓子

### おいしいoff砂糖ゼロ
33g(明治)

糖↓

糖質 **13.4**g | 163kcal

| たんぱく質 | 脂質 | 塩分 |
| --- | --- | --- |
| 3.0g | 12.5g | 0g |

### ゼロノンシュガーチョコレート
26g(ローソン)

糖↓

糖質 **10.0**g | 134kcal

| たんぱく質 | 脂質 | 塩分 |
| --- | --- | --- |
| 1.8g | 11.3g | - |

### ゼロ
50g(ロッテ)＊1本(10g)あたり

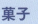

糖↓

糖質 **3.9**g | 48kcal

| たんぱく質 | 脂質 | 塩分 |
| --- | --- | --- |
| 0.8g | 4.0g | 0.01g |

### チョコレート効果カカオ 86％BOX
70g(明治)

糖質 **14.7**g | 405kcal

| たんぱく質 | 脂質 | 塩分 |
| --- | --- | --- |
| 9.7g | 31.9g | 0g |

### ゼロ〈ビター〉
50g(ロッテ)＊1本(10g)あたり

糖↓

糖質 **4.1**g | 50kcal

| たんぱく質 | 脂質 | 塩分 |
| --- | --- | --- |
| 0.7g | 4.2g | 0.01g |

### チョコレート効果カカオ 95％BOX
60g(明治)

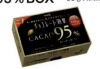

糖質 **8.1**g | 362kcal

| たんぱく質 | 脂質 | 塩分 |
| --- | --- | --- |
| 8.5g | 30.8g | 0g |

### ミルクチョコレート
50g(明治)

糖質 **25.9**g | 279kcal

| たんぱく質 | 脂質 | 塩分 |
| --- | --- | --- |
| 3.9g | 17.4g | 0.1g |

## ゼロノンシュガービスケット
21g(ローソン)

糖質 **12.1**g | 85kcal

| たんぱく質 | 脂質 | 塩分 |
|---|---|---|
| 1.4g | 3.8g | - |

## ブランクリームサンド
4個入り(ローソン)

糖質 **7.5**g | 171kcal

| たんぱく質 | 脂質 | 塩分 |
|---|---|---|
| 3.9g | 10.9g | - |

## ブランクリームサンド アサイー&ブルーベリー
4個入り(ローソン)

糖質 **7.5**g | 171kcal

| たんぱく質 | 脂質 | 塩分 |
|---|---|---|
| 4.1g | 10.9g | - |

## きのこの山
74g(明治)

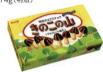

炭水化物 **41.7**g | 417kcal

| たんぱく質 | 脂質 | 塩分 |
|---|---|---|
| 5.8g | 25.2g | 0.2g |

## マクビティミルクチョコレート
12枚入り(明治)＊3枚あたり

糖質 **18.2**g | 151kcal

| たんぱく質 | 脂質 | 塩分 |
|---|---|---|
| 2.1g | 7.6g | 0.4g |

## ハーシーチョコチップクッキー
11枚入り(ロッテ)＊1枚あたり

炭水化物 **4.4**g | 33kcal

| たんぱく質 | 脂質 | 塩分 |
|---|---|---|
| 0.4g | 1.5g | 0.04g |

## チョコパイ
6個入り(ロッテ)＊1個あたり

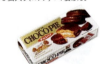

炭水化物 **16.8**g | 162kcal

| たんぱく質 | 脂質 | 塩分 |
|---|---|---|
| 1.8g | 9.7g | 0.13g |

## ポッキーチョコレート
2袋入り(江崎グリコ)＊1袋あたり

炭水化物 **23.9**g | 182kcal

| たんぱく質 | 脂質 | 塩分 |
|---|---|---|
| 3.1g | 8.2g | 0.2g |

## おからだから チーズケーキ
2個入り(江崎グリコ)＊1個あたり

糖質 **10.3**g | 99kcal

| たんぱく質 | 脂質 | 塩分 |
| --- | --- | --- |
| 1.4g | 5.1g | 0.28g |

## カロリーメイトブロック チーズ味
4本入り(大塚製薬)

糖質 **40.7**g | 400kcal

| たんぱく質 | 脂質 | 塩分 |
| --- | --- | --- |
| 8.4g | 22.2g | 0.94g |

## のど飴
11粒入り(ロッテ)

炭水化物 **58.0**g | 232kcal

| たんぱく質 | 脂質 | 塩分 |
| --- | --- | --- |
| 0g | 0g | 0.01g |

## こんにゃくチップス のりしお風味
15g(ローソン)

糖質 **8.8**g | 61kcal

| たんぱく質 | 脂質 | 塩分 |
| --- | --- | --- |
| 0.1g | 2.1g | 0.3g |

## 毎日果実
3枚×2袋入り(江崎グリコ)＊1袋あたり

糖質 **15.9**g | 80kcal

| たんぱく質 | 脂質 | 塩分 |
| --- | --- | --- |
| 1.2g | 0.8g | 0.14g |

## キシリトールガム〈ライムミント〉
21g(ロッテ)

炭水化物 **15.6**g | 39kcal

| たんぱく質 | 脂質 | 塩分 |
| --- | --- | --- |
| 0g | 0g | 0g |

## 果汁グミ ぶどう
51g(明治)

炭水化物 **39.2**g | 169kcal

| たんぱく質 | 脂質 | 塩分 |
| --- | --- | --- |
| 3.1g | 0g | 0g |

## こんにゃくチップス コンソメ風味
15g(ローソン)

糖質 **8.6**g | 63kcal

| たんぱく質 | 脂質 | 塩分 |
| --- | --- | --- |
| 0.2g | 2.5g | 0.3g |

## ブラン堅焼き おっとっと
40g(ローソン)

糖質 **17.6**g | 174kcal

| たんぱく質 | 脂質 | 塩分 |
|---|---|---|
| 8.6g | 6.5g | 0.8g |

## プリッツ サラダ
2袋入り(江崎グリコ)＊1袋あたり

炭水化物 **22.5**g | 175kcal

| たんぱく質 | 脂質 | 塩分 |
|---|---|---|
| 3.6g | 7.8g | 0.7g |

## カール チーズあじ
64g(明治)

炭水化物 **42.5**g | 324kcal

| たんぱく質 | 脂質 | 塩分 |
|---|---|---|
| 4.5g | 15.2g | 1.2g |

## かっぱえびせん
90g(カルビー)

炭水化物 **60.6**g | 442kcal

| たんぱく質 | 脂質 | 塩分 |
|---|---|---|
| 5.9g | 19.6g | 2.1g |

## ポテトチップス コンソメパンチ
60g(カルビー)

炭水化物 **33.2**g | 335kcal

| たんぱく質 | 脂質 | 塩分 |
|---|---|---|
| 3.0g | 21.1g | 0.5g |

## じゃがりこ サラダ
60g(カルビー)

炭水化物 **38.1**g | 298kcal

| たんぱく質 | 脂質 | 塩分 |
|---|---|---|
| 4.1g | 14.4g | 0.8g |

## 亀田の柿の種
6袋入り(亀田製菓)＊1袋あたり

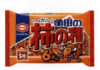

炭水化物 **21.6**g | 157kcal

| たんぱく質 | 脂質 | 塩分 |
|---|---|---|
| 4.5g | 5.8g | 0.41g |

## ハッピーターン
120g(亀田製菓)＊1個あたり

炭水化物 **2.5**g | 21kcal

| たんぱく質 | 脂質 | 塩分 |
|---|---|---|
| 0.2g | 1.1g | 0.06g |

## 亀田のまがりせんべい
18枚入り(亀田製菓)＊2枚あたり

炭水化物 **10.5**g ┊ 50kcal

| たんぱく質 | 脂質 | 塩分 |
|---|---|---|
| 0.8g | 0.5g | 0.25g |

## つまみ種
6袋入り(亀田製菓)＊1袋あたり

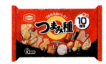

炭水化物 **14.7**g ┊ 104kcal

| たんぱく質 | 脂質 | 塩分 |
|---|---|---|
| 2.0g | 4.1g | 0.33g |

## 和菓子

## 三色団子
(山崎製パン)＊1本あたり

炭水化物 **30.3**g ┊ 126kcal

| たんぱく質 | 脂質 | 塩分 |
|---|---|---|
| 0.9g | 0g | 0g |

## 串団子 たれ
(山崎製パン)＊1本あたり

炭水化物 **31.2**g ┊ 138kcal

| たんぱく質 | 脂質 | 塩分 |
|---|---|---|
| 1.6g | 0g | 0.4g |

## 串団子 こしあん
(山崎製パン)＊1本あたり

炭水化物 **35.8**g ┊ 156kcal

| たんぱく質 | 脂質 | 塩分 |
|---|---|---|
| 2.2g | 0g | 0g |

## 豆大福
(山崎製パン)

炭水化物 **60.8**g ┊ 266kcal

| たんぱく質 | 脂質 | 塩分 |
|---|---|---|
| 4.9g | 0g | 0.4g |

## 草大福
(山崎製パン)

炭水化物 **63.6**g ┊ 275kcal

| たんぱく質 | 脂質 | 塩分 |
|---|---|---|
| 4.3g | 0g | 0g |

## デザート

### 糖質を考えたスイーツプラン なめらかプチシュー
（モンテール）
＊糖質はエリスリトールを除く数値

糖↓

糖質 **9.2**g ｜ 177kcal

| たんぱく質 | 脂質 | 塩分 |
|---|---|---|
| 2.8g | 14.0g | 0.1g |

### 糖質を考えたスイーツプラン なめらかプチエクレア
（モンテール）
＊糖質はエリスリトールを除く数値

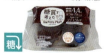

糖↓

糖質 **8.8**g ｜ 158kcal

| たんぱく質 | 脂質 | 塩分 |
|---|---|---|
| 2.2g | 12.5g | 0.1g |

### 牛乳と卵のエクレア
（モンテール）

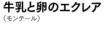

炭水化物 **15.9**g ｜ 207kcal

| たんぱく質 | 脂質 | 塩分 |
|---|---|---|
| 3.8g | 14.3g | 0.2g |

### 牛乳と卵のカスタード＆ホイップシュー（モンテール）

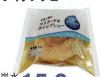

炭水化物 **15.3**g ｜ 238kcal

| たんぱく質 | 脂質 | 塩分 |
|---|---|---|
| 4.0g | 17.9g | 0.2g |

### おいしい低糖質プリン カスタード
75g（森永乳業）

糖↓

糖質 **3.6**g ｜ 72kcal

| たんぱく質 | 脂質 | 塩分 |
|---|---|---|
| 1.7g | 5.6g | 0.1g |

### おいしい低糖質プリン ミルクココア
75g（森永乳業）

糖↓

糖質 **3.4**g ｜ 75kcal

| たんぱく質 | 脂質 | 塩分 |
|---|---|---|
| 2.0g | 5.8g | 0.1g |

### Bigプッチンプリン
160g（江崎グリコ）

炭水化物 **27.9**g ｜ 225kcal

| たんぱく質 | 脂質 | 塩分 |
|---|---|---|
| 2.8g | 11.4g | 0.1g |

## カロリーオフマンゴープリン
220g(紀文)

| 糖質 **7.3**g | | 71kcal |
|---|---|---|
| たんぱく質 | 脂質 | 塩分 |
| 0.4g | 4.2g | 0.4g |

## カロリーオフ杏仁とうふ
220g(紀文)

| 糖質 **2.2**g | | 65kcal |
|---|---|---|
| たんぱく質 | 脂質 | 塩分 |
| 0g | 6.2g | 0.1g |

## 濃いりんごゼリー0 kcal
225g(たらみ) ＊100gあたり

| 糖質 **7.5**g | | 0kcal |
|---|---|---|
| たんぱく質 | 脂質 | 塩分 |
| 0g | 0g | 0.05g |

## カロリコカロリカ0 kcal マスカット味
290g(たらみ) ＊100gあたり

| 糖質 **6.5**g | | 0kcal |
|---|---|---|
| たんぱく質 | 脂質 | 塩分 |
| 0g | 0g | 0.05g |

## カロリコカロリカ0 kcal みかん味
180g(たらみ) ＊100gあたり

| 糖質 **7.9**g | | 0kcal |
|---|---|---|
| たんぱく質 | 脂質 | 塩分 |
| 0g | 0g | 0.08g |

## カロリコカロリカ0 kcal ホワイト
180g(たらみ) ＊100gあたり

| 糖質 **7.5**g | | 0kcal |
|---|---|---|
| たんぱく質 | 脂質 | 塩分 |
| 0g | 0.1g | 0.06g |

## ゼリーdeゼロ まるでくだものの新食感 マンゴー風味ナタデココ入り
180g(マルハニチロ) ＊100gあたり

| 糖質 **5.3**g | | 0kcal |
|---|---|---|
| たんぱく質 | 脂質 | 塩分 |
| 0g | 0g | 0.1g |

## ゼリーdeゼロ まるでくだものの新食感 メロン風味ナタデココ入り
180g(マルハニチロ) ＊100gあたり

| 糖質 **5.6**g | | 0kcal |
|---|---|---|
| たんぱく質 | 脂質 | 塩分 |
| 0g | 0g | 0.1g |

＊ゼリーdeゼロは栄養表示基準に基づき、100gあたり5kcal未満を0kcalとしています。

## たらみのどっさりみかんゼリー
250g（たらみ）

糖質 **34.2**g 148kcal

| たんぱく質 | 脂質 | 塩分 |
|---|---|---|
| 0.4g | 0.1g | 0.3g |

## たらみのどっさり白桃ゼリー
250g（たらみ）

糖質 **41.8**g 180kcal

| たんぱく質 | 脂質 | 塩分 |
|---|---|---|
| 0.4g | 0.1g | 0.3g |

## 明治プロビオヨーグルトR-1砂糖0
112g（明治）

糖↓

炭水化物 **11.5**g 55kcal

| たんぱく質 | 脂質 | 塩分 |
|---|---|---|
| 4.0g | 1.6g | 0.1g |

## 朝食りんごヨーグルト
145g（江崎グリコ）

炭水化物 **19.8**g 107kcal

| たんぱく質 | 脂質 | 塩分 |
|---|---|---|
| 5.3g | 0.7g | 0.15g |

## たらみのどっさりミックスゼリー
250g（たらみ）

糖質 **38.7**g 168kcal

| たんぱく質 | 脂質 | 塩分 |
|---|---|---|
| 0.5g | 0.1g | 0.2g |

## 明治プロビオヨーグルトLG21
112g（明治）

炭水化物 **10.9**g 89kcal

| たんぱく質 | 脂質 | 塩分 |
|---|---|---|
| 3.8g | 3.4g | 0.1g |

## 森永アロエヨーグルト
118g（森永乳業）

糖質 **15.6**g 101kcal

| たんぱく質 | 脂質 | 塩分 |
|---|---|---|
| 3.9g | 2.6g | 0.1g |

## 朝食BifiXヨーグルト 脂肪ゼロ
375g（江崎グリコ）＊100gあたり

炭水化物 **5.3**g 37kcal

| たんぱく質 | 脂質 | 塩分 |
|---|---|---|
| 3.7g | 0g | 0.11g |

## アイスクリーム

### カロリーコントロールアイス バニラ＆チョコクランチ
110㎖（江崎グリコ）

糖↓ 糖質 **8.0**g ｜ 80kcal

| たんぱく質 | 脂質 | 塩分 |
| --- | --- | --- |
| 2.3g | 3.8g | 0.22g |

### カロリーコントロールアイス ラムレーズン 110㎖（江崎グリコ）

糖↓ 糖質 **7.9**g ｜ 80kcal

| たんぱく質 | 脂質 | 塩分 |
| --- | --- | --- |
| 1.9g | 4.4g | 0.06g |

### カロリーコントロールアイス ストロベリー 110㎖（江崎グリコ）

糖↓ 糖質 **8.6**g ｜ 80kcal

| たんぱく質 | 脂質 | 塩分 |
| --- | --- | --- |
| 1.9g | 4.7g | 0.14g |

### カロリーコントロールアイス バニラソフト
152㎖（江崎グリコ）

糖↓ 糖質 **7.1**g ｜ 80kcal

| たんぱく質 | 脂質 | 塩分 |
| --- | --- | --- |
| 2.3g | 4.3g | 0.16g |

### カロリーコントロールアイス スイーツ 苺のレアチーズケーキ味
135㎖（江崎グリコ）

糖↓ 糖質 **10.5**g ｜ 80kcal

| たんぱく質 | 脂質 | 塩分 |
| --- | --- | --- |
| 2.1g | 4.0g | 0.18g |

### カロリーコントロールアイス スイーツ ガトーショコラ味
135㎖（江崎グリコ）

糖↓ 糖質 **10.5**g ｜ 80kcal

| たんぱく質 | 脂質 | 塩分 |
| --- | --- | --- |
| 2.9g | 3.7g | 0.22g |

### カロリーコントロールアイス チョコモナカ
82㎖（江崎グリコ）

糖↓ 糖質 **10.1**g ｜ 80kcal

| たんぱく質 | 脂質 | 塩分 |
| --- | --- | --- |
| 1.8g | 3.6g | 0.17g |

### カロリーコントロールアイス 抹茶あずきモナカ
82ml（江崎グリコ）

糖 **糖質 13.0g** 80kcal

| たんぱく質 | 脂質 | 塩分 |
|---|---|---|
| 2.0g | 2.7g | 0.14g |

### ジャイアントコーン チョコナッツ
140ml（江崎グリコ）

**炭水化物 27.7g** 260kcal

| たんぱく質 | 脂質 | 塩分 |
|---|---|---|
| 3.5g | 15.0g | 0.2g |

### アイスの実 ぶどう
12個入り（江崎グリコ）

**炭水化物 24.4g** 111kcal

| たんぱく質 | 脂質 | 塩分 |
|---|---|---|
| 0.6g | 1.2g | 0.03g |

### 明治エッセルスーパーカップ 超バニラ
200ml（明治）

**炭水化物 36.3g** 380kcal

| たんぱく質 | 脂質 | 塩分 |
|---|---|---|
| 5.9g | 23.5g | 0.2g |

### ピノ
6粒入り（森永乳業）＊1粒あたり

**炭水化物 2.9g** 31kcal

| たんぱく質 | 脂質 | 塩分 |
|---|---|---|
| 0.4g | 2.0g | 0.03g |

### MOW バニラ
140ml（森永乳業）

**炭水化物 32.0g** 249kcal

| たんぱく質 | 脂質 | 塩分 |
|---|---|---|
| 4.8g | 11.3g | 0.1g |

### PARM チョコレート
90ml（森永乳業）

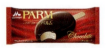

**炭水化物 20.8g** 232kcal

| たんぱく質 | 脂質 | 塩分 |
|---|---|---|
| 2.6g | 15.4g | 0.1g |

### ダブルソーダ
90ml（森永乳業）

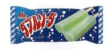

**炭水化物 14.5g** 58kcal

| たんぱく質 | 脂質 | 塩分 |
|---|---|---|
| 0g | 0g | 0.1g |

## ドリンク

*とくに表記のないものは、すべて100mlあたりの数値です。

### ペプシ スペシャル
（特定保健用食品）
490ml
（サントリー）

糖↓

糖質 **0**g　0kcal

| たんぱく質 | 脂質 | 塩分 |
|---|---|---|
| 0g | 0g | 0.06〜0.12g |

### ペプシストロング5.0GV〈ゼロ〉
（サントリー）

糖↓

炭水化物 **0**g　0kcal

| たんぱく質 | 脂質 | 塩分 |
|---|---|---|
| 0g | 0g | 0g |

### ペプシストロング5.0GV
（サントリー）

炭水化物 **11.5**g　46kcal

| たんぱく質 | 脂質 | 塩分 |
|---|---|---|
| 0g | 0g | 0.01g |

### プレミアムボス
（サントリー）

炭水化物 **6.4**g　33kcal

| たんぱく質 | 脂質 | 塩分 |
|---|---|---|
| 0.6g | 0.5g | 0.11g |

### ボス 贅沢微糖
（サントリー）

炭水化物 **3.5**g　21kcal

| たんぱく質 | 脂質 | 塩分 |
|---|---|---|
| 0〜1.4g | 0〜1.0g | 0.12g |

### ボス カフェオレ
（サントリー）

炭水化物 **8.0**g　44kcal

| たんぱく質 | 脂質 | 塩分 |
|---|---|---|
| 1.0g | 0.9g | 0.1g |

### 午後の紅茶 こだわり素材のヘルシーミルクティー
（キリンビバレッジ）

炭水化物 **2.4**g　15kcal

| たんぱく質 | 脂質 | 塩分 |
|---|---|---|
| 0〜1.0g | 0〜1.0g | 0.07g |

### 午後の紅茶 ミルクティー
(キリンビバレッジ)

炭水化物 **7.8g** | 37kcal

| たんぱく質 | 脂質 | 塩分 |
|---|---|---|
| 0～1.0g | 0～1.0g | 0.07g |

### 午後の紅茶 ストレートティー
(キリンビバレッジ)

炭水化物 **4.0g** | 16kcal

| たんぱく質 | 脂質 | 塩分 |
|---|---|---|
| 0g | 0g | 0.02g |

### 午後の紅茶 レモンティー
(キリンビバレッジ)

炭水化物 **7.0g** | 28kcal

| たんぱく質 | 脂質 | 塩分 |
|---|---|---|
| 0g | 0g | 0.02g |

### サントリー黒烏龍茶
(特定保健用食品)
(サントリー)

炭水化物 **0g** | 0kcal

| たんぱく質 | 脂質 | 塩分 |
|---|---|---|
| 0g | 0g | 0.07g |

### お〜いお茶
(伊藤園)

糖質 **0g** | 0kcal

| たんぱく質 | 脂質 | 塩分 |
|---|---|---|
| 0g | 0g | 0.02g |

### 三ツ矢サイダーゼロストロング
(アサヒ)

【糖↓】 糖質 **0g** | 0kcal

| たんぱく質 | 脂質 | 塩分 |
|---|---|---|
| 0g | 0g | 0.01～0.04g |

### 大人のキリンレモン
(キリンビバレッジ)

【糖↓】 炭水化物 **0～1.0g** | 0kcal

| たんぱく質 | 脂質 | 塩分 |
|---|---|---|
| 0g | 0g | 0.07g |

### カルピスウォーター
(アサヒ)

炭水化物 **11.1g** | 45kcal

| たんぱく質 | 脂質 | 塩分 |
|---|---|---|
| 0.3g | 0g | 0.05g |

### トロピカーナ100% 朝のオレンジ
330㎖（キリンビバレッジ）

炭水化物 **39.0**g　169kcal

| たんぱく質 | 脂質 | 塩分 |
|---|---|---|
| 2.8g | 0g | 0.17g |

### トロピカーナ フルーツミックス
（キリンビバレッジ）

炭水化物 **12.0**g　47kcal

| たんぱく質 | 脂質 | 塩分 |
|---|---|---|
| 0g | 0g | 0.01g |

### ポカリスエット
（大塚製薬）

炭水化物 **6.2**g　25kcal

| たんぱく質 | 脂質 | 塩分 |
|---|---|---|
| 0g | 0g | 0.12g |

### ポカリスエット イオンウォーター
（大塚製薬）

炭水化物 **2.8**g　11kcal

| たんぱく質 | 脂質 | 塩分 |
|---|---|---|
| 0g | 0g | 0.14g |

### ファイブミニ
100㎖（大塚製薬）

糖質 **12.5**g　50kcal

| たんぱく質 | 脂質 | 塩分 |
|---|---|---|
| 0g | 0g | 0.03g |

### スタイリーウォーター レモン
500㎖（伊藤園）

糖↓

糖質 **2.0**g　0kcal

| たんぱく質 | 脂質 | 塩分 |
|---|---|---|
| 0 g | 0 g | 0.2～0.4g |

### マウントレーニア カフェラッテ ノンシュガー
240㎖（森永乳業）

炭水化物 **3.9**g　33kcal

| たんぱく質 | 脂質 | 塩分 |
|---|---|---|
| 1.2g | 1.4g | 0.1g |

### マウントレーニア カフェラッテ
240㎖（森永乳業）

炭水化物 **19.4**g　169kcal

| たんぱく質 | 脂質 | 塩分 |
|---|---|---|
| 5.9g | 7.5g | 0.2g |

## マウントレーニア カフェラッテ カロリーオフ

240㎖（森永乳業）

炭水化物 **19.3**g 111kcal

| たんぱく質 | 脂質 | 塩分 |
|---|---|---|
| 4.7g | 3.1g | 0.2g |

## 森永ココア

200㎖（森永乳業）

炭水化物 **23.6**g 117kcal

| たんぱく質 | 脂質 | 塩分 |
|---|---|---|
| 2.7g | 1.3g | 0.1g |

## 野菜と果実糖質30％オフ

200㎖（カゴメ）

糖↓

糖質 **8.0**g 38kcal

| たんぱく質 | 脂質 | 塩分 |
|---|---|---|
| 0.7g | 0g | 0.06～0.3g |

## 野菜ジュース糖質オフ

200㎖（カゴメ）

糖↓

糖質 **3.3**g 21kcal

| たんぱく質 | 脂質 | 塩分 |
|---|---|---|
| 1.1g | 0g | 0.06～0.43g |

## 1日分の野菜

200㎖（伊藤園）

糖質 **14.8**g 73kcal

| たんぱく質 | 脂質 | 塩分 |
|---|---|---|
| 1.9g | 0g | 0～0.6g |

## 植物性乳酸菌ラブレ クレンズ

130㎖（カゴメ）

糖↓

糖質 **0**g 0kcal

| たんぱく質 | 脂質 | 塩分 |
|---|---|---|
| 0.1g | 0g | 0.02g |

## 高濃度ビフィズス菌飲料 BifiX1000α

100g（江崎グリコ）

炭水化物 **7.3**g 42kcal

| たんぱく質 | 脂質 | 塩分 |
|---|---|---|
| 3.1g | 0g | 0.14g |

## アーモンド効果 カロリーLight

200㎖（江崎グリコ）

糖質 **2.1**g 40kcal

| たんぱく質 | 脂質 | 塩分 |
|---|---|---|
| 0.9g | 3.0g | 0.37g |

### ドリンク／アルコール飲料

## 淡麗 グリーンラベル
(キリンビール)

糖 糖質 **0.5～1.1**g | 28kcal

| たんぱく質 | 脂質 | 塩分 |
|---|---|---|
| 0～0.2g | 0g | 0g |

---

## アルコール飲料

＊とくに表記のないものは、すべて100mlあたりの数値です。

---

### 淡麗プラチナダブル
(キリンビール)

糖 糖質 **0**g | 31kcal

| たんぱく質 | 脂質 | 塩分 |
|---|---|---|
| 0～0.1g | 0g | 0g |

### 淡麗極上〈生〉
(キリンビール)

糖質 **3.2**g | 45kcal

| たんぱく質 | 脂質 | 塩分 |
|---|---|---|
| 0.1～0.3g | 0g | 0g |

### 濃い味〈糖質0〉
(キリンビール)

 糖質 **0**g | 19kcal

| たんぱく質 | 脂質 | 塩分 |
|---|---|---|
| 0.1～0.3g | 0g | 0～0.1g |

### のどごしオールライト
(キリンビール)

糖 糖質 **0**g | 21kcal

| たんぱく質 | 脂質 | 塩分 |
|---|---|---|
| 0～0.2g | 0g | 0g |

### 一番搾り生ビール
(キリンビール)

糖質 **2.7**g | 41kcal

| たんぱく質 | 脂質 | 塩分 |
|---|---|---|
| 0.3～0.6g | 0g | 0g |

### スタイルフリー
(アサヒ)

糖 糖質 **0**g | 24kcal

| たんぱく質 | 脂質 | 塩分 |
|---|---|---|
| 0g | 0g | 0～0.03g |

## スタイルフリー パーフェクト
(アサヒ)

糖↓

糖質 **0**g　：36kcal

| たんぱく質 | 脂質 | 塩分 |
|---|---|---|
| 0g | 0g | 0.04〜0.08g |

## スーパードライ
(アサヒ)

糖質 **3.0**g　：42kcal

| たんぱく質 | 脂質 | 塩分 |
|---|---|---|
| 0.2〜0.4g | 0g | 0〜0.02g |

## アサヒ オフ
(アサヒ)

糖↓

糖質 **0**g　：22kcal

| たんぱく質 | 脂質 | 塩分 |
|---|---|---|
| 0g | 0g | 0〜0.02g |

## クリアアサヒ糖質0
(アサヒ)

糖↓

糖質 **0**g　：39kcal

| たんぱく質 | 脂質 | 塩分 |
|---|---|---|
| 0g | 0g | 0〜0.02g |

## クリアアサヒ
(アサヒ)

糖質 **3.2**g　：45kcal

| たんぱく質 | 脂質 | 塩分 |
|---|---|---|
| 0.1〜0.5g | 0g | 0〜0.02g |

## 金麦〈糖質75%オフ〉
(サントリー)

糖↓

糖質 **0.5〜0.8**g　：33kcal

| たんぱく質 | 脂質 | 塩分 |
|---|---|---|
| 0〜0.2g | 0g | 0〜0.02g |

## 金麦
(サントリー)

糖質 **3.2**g　：43kcal

| たんぱく質 | 脂質 | 塩分 |
|---|---|---|
| 0.1〜0.3g | 0g | 0〜0.02g |

## ザ・プレミアム・モルツ
(サントリー)

糖質 **3.8**g　：47kcal

| たんぱく質 | 脂質 | 塩分 |
|---|---|---|
| 0.4〜0.6g | 0g | 0〜0.02g |

### 極ZERO
（サッポロ）

糖↓

糖質 **0**g | 30kcal

| たんぱく質 | 脂質 | 塩分 |
|---|---|---|
| 0〜0.1g | 0g | - |

### ヱビスビール
（サッポロ）

糖質 **3.0**g | 42kcal

| たんぱく質 | 脂質 | 塩分 |
|---|---|---|
| 0.5g | 0g | - |

### スタイルフリー フルーツ
### ビアカクテル ベリーミックス
（アサヒ）

糖↓

糖質 **0**g | 20kcal

| たんぱく質 | 脂質 | 塩分 |
|---|---|---|
| 0g | 0g | 0.01g |

### 氷結® グレープフルーツ
（キリンビール）

糖質 **4.6**g | 48kcal

| たんぱく質 | 脂質 | 塩分 |
|---|---|---|
| 0g | 0g | 0〜0.1g |

### 黒ラベル
（サッポロ）

糖質 **2.9**g | 40kcal

| たんぱく質 | 脂質 | 塩分 |
|---|---|---|
| 0.3g | 0g | - |

### セブンプレミアム ザ・ブリュー
### 糖質70％オフ （セブン-イレブン）
＊数値は編集部調べ

糖↓

糖質 **0.5〜0.8**g | 32kcal

| たんぱく質 | 脂質 | 塩分 |
|---|---|---|
| 0〜0.2g | 0g | 0〜0.02g |

### 氷結® ZEROシチリア産レモン
（キリンビール）

糖↓

炭水化物 **0.1〜1.1**g | 37kcal

| たんぱく質 | 脂質 | 塩分 |
|---|---|---|
| 0g | 0g | 0〜0.1g |

### 極ZERO CHU-HI
### ゴクハイ9レモン
（サッポロ）

糖↓

糖質 **0**g | 52kcal

| たんぱく質 | 脂質 | 塩分 |
|---|---|---|
| 0g | 0g | - |

## 角ハイボール缶
（サントリー）

**糖↓**

炭水化物 **2.2**g ｜ 49kcal

| たんぱく質 | 脂質 | 塩分 |
|---|---|---|
| 0g | 0g | 0〜0.03g |

## ボンヌサンテ糖質ゼロ赤ワイン
（サッポロ）

**糖↓**

糖質 **0**g ｜ 51kcal

| たんぱく質 | 脂質 | 塩分 |
|---|---|---|
| 0g | 0g | 0〜0.08g |

## ボンヌサンテ糖質ゼロ白ワイン
（サッポロ）

**糖↓**

糖質 **0**g ｜ 51kcal

| たんぱく質 | 脂質 | 塩分 |
|---|---|---|
| 0g | 0g | 0〜0.08g |

## 月桂冠 糖質ゼロ
（月桂冠）

**糖↓**

糖質 **0**g ｜ 79kcal

| たんぱく質 | 脂質 | 塩分 |
|---|---|---|
| 0.2〜0.6g | 0g | 0g |

## 月桂冠 糖質ゼロ冷酒
（月桂冠）

**糖↓**

糖質 **0**g ｜ 79kcal

| たんぱく質 | 脂質 | 塩分 |
|---|---|---|
| 0.2〜0.6g | 0g | 0g |

## 月桂冠 上撰
（月桂冠）

炭水化物 **5.0**g ｜ 108kcal

| たんぱく質 | 脂質 | 塩分 |
|---|---|---|
| 0.2〜0.6g | 0g | 0g |

## さらりとした梅酒 糖質40％オフ
（チョーヤ梅酒）

**糖↓**

炭水化物 **10.6**g ｜ 90kcal

| たんぱく質 | 脂質 | 塩分 |
|---|---|---|
| 0.1g | 0g | 0g |

## さらりとした梅酒 sparkling
（チョーヤ梅酒）

炭水化物 **8.0**g ｜ 55kcal

| たんぱく質 | 脂質 | 塩分 |
|---|---|---|
| 0g | 0g | 0g |

## ノンアルコール飲料

### パーフェクトフリー
(キリンビール)

 糖質 **0**g　　0kcal

| たんぱく質 | 脂質 | 塩分 |
|---|---|---|
| 0〜0.2g | 0g | 0〜0.1g |

### キリンフリー
(キリンビール)

 糖質 **2.7**g　　11kcal

| たんぱく質 | 脂質 | 塩分 |
|---|---|---|
| 0〜0.3g | 0g | 0〜0.1g |

### ドライゼロフリー
(アサヒ)

糖質 **0**g　　0kcal

| たんぱく質 | 脂質 | 塩分 |
|---|---|---|
| 0g | 0g | 0.01〜0.05g |

### オールフリー
(サントリー)

 糖質 **0**g　　0kcal

| たんぱく質 | 脂質 | 塩分 |
|---|---|---|
| 0g | 0g | 0〜0.02g |

### のんある気分〈カシスオレンジテイスト〉
(サントリー)

 炭水化物 **0.5〜1.0**g　　0kcal

| たんぱく質 | 脂質 | 塩分 |
|---|---|---|
| 0g | 0g | 0.04〜0.09g |

### 月桂冠NEWフリー
(月桂冠)

 炭水化物 **0**g　　0kcal

| たんぱく質 | 脂質 | 塩分 |
|---|---|---|
| 0g | 0g | 0.01g |

### 酔わないウメッシュ
(チョーヤ梅酒)

炭水化物 **10.5**g　　42kcal

| たんぱく質 | 脂質 | 塩分 |
|---|---|---|
| 0g | 0g | 0g |

調味料・ジャム

## マヨネーズ
（キユーピー）
＊15gあたり

炭水化物 **0.1**g　100kcal

| たんぱく質 | 脂質 | 塩分 |
|---|---|---|
| 0.4g | 11.2g | 0.3g |

## キユーピーハーフ
（キユーピー）
＊15gあたり

炭水化物 **0.3**g　49kcal

| たんぱく質 | 脂質 | 塩分 |
|---|---|---|
| 0.4g | 5.1g | 0.4g |

## アマニ油マヨネーズ
（キユーピー）
＊15gあたり

炭水化物 **0.1**g　110kcal

| たんぱく質 | 脂質 | 塩分 |
|---|---|---|
| 0.3g | 12.0g | 0.2g |

## カゴメケチャップハーフ
（カゴメ）
＊15gあたり

【糖↓】

糖質 **1.6**g　8kcal

| たんぱく質 | 脂質 | 塩分 |
|---|---|---|
| 0.2g | 0g | 0.23g |

## トマトケチャップ
（カゴメ）
＊15gあたり

炭水化物 **4.2**g　18kcal

| たんぱく質 | 脂質 | 塩分 |
|---|---|---|
| 0.2g | 0g | 0.54g |

## 高リコピントマト使用トマトケチャップ
（カゴメ）
＊15gあたり

炭水化物 **4.4**g　19kcal

| たんぱく質 | 脂質 | 塩分 |
|---|---|---|
| 0.3g | 0g | 0.32g |

## 有機野菜使用糖類カロリーハーフソース
（ブルドックソース）
＊15mlあたり

【糖↓】

炭水化物 **4.5**g　10kcal

| たんぱく質 | 脂質 | 塩分 |
|---|---|---|
| 0.1g | 0g | 0.6g |

## ウスターソース
(ブルドックソース)
＊15mlあたり

炭水化物 **4.9**g ｜ 21kcal

| たんぱく質 | 脂質 | 塩分 |
| --- | --- | --- |
| 0.1g | 0g | 1.5g |

## 中濃ソース
(ブルドックソース)
＊15mlあたり

炭水化物 **5.5**g ｜ 23kcal

| たんぱく質 | 脂質 | 塩分 |
| --- | --- | --- |
| 0.1g | 0g | 1.0g |

## 名代無砂糖でおいしいつゆ 4倍濃縮
(ヤマモリ)
＊100mlあたり

糖↓

糖質 **4.0**g ｜ 50kcal

| たんぱく質 | 脂質 | 塩分 |
| --- | --- | --- |
| 8.3g | 0g | 14.8g |

## 名代つゆ 3倍濃縮
(ヤマモリ)
＊100mlあたり

炭水化物 **28.4**g ｜ 132kcal

| たんぱく質 | 脂質 | 塩分 |
| --- | --- | --- |
| 4.5g | 0g | 12.7g |

## 名代減塩でおいしい昆布つゆ 3倍濃縮
(ヤマモリ)
＊100mlあたり

炭水化物 **6.8**g ｜ 53kcal

| たんぱく質 | 脂質 | 塩分 |
| --- | --- | --- |
| 5.9g | 0.2g | 5.5g |

## 真鯛白だし
(ヤマモリ)
＊100mlあたり

炭水化物 **17.1**g ｜ 90kcal

| たんぱく質 | 脂質 | 塩分 |
| --- | --- | --- |
| 4.7g | 0.3g | 13.8g |

## テイスティドレッシング 黒酢たまねぎ
(キユーピー)
＊15gあたり

炭水化物 **3.2**g ｜ 33kcal

| たんぱく質 | 脂質 | 塩分 |
| --- | --- | --- |
| 0.3g | 2.1g | 0.6g |

## ノンオイル青じそ
(キユーピー)
＊15gあたり

炭水化物 **0.5**g ｜ 4kcal

| たんぱく質 | 脂質 | 塩分 |
| --- | --- | --- |
| 0.4g | 0g | 1.2g |

## ノンオイルごま
（キユーピー）＊15gあたり

炭水化物 **2.1**g ｜ 12kcal

| たんぱく質 | 脂質 | 塩分 |
|---|---|---|
| 0.2g | 0.3g | 0.6g |

## 深煎りごまドレッシング
（キユーピー）＊15gあたり

炭水化物 **2.1**g ｜ 59kcal

| たんぱく質 | 脂質 | 塩分 |
|---|---|---|
| 0.5g | 5.4g | 0.5g |

## まるごと果実 いちご
（アヲハタ）＊20gあたり

糖質 **6.6**g ｜ 27kcal

| たんぱく質 | 脂質 | 塩分 |
|---|---|---|
| 0.1g | 0g | 0g |

## まるごと果実 ブルーベリー
（アヲハタ）＊20gあたり

糖質 **6.5**g ｜ 27kcal

| たんぱく質 | 脂質 | 塩分 |
|---|---|---|
| 0.1g | 0g | 0g |

## 55 オレンジママレード
（アヲハタ）＊20gあたり

炭水化物 **8.2**g ｜ 33kcal

| たんぱく質 | 脂質 | 塩分 |
|---|---|---|
| 0.1g | 0g | 0g |

## 55 リンゴ
（アヲハタ）＊20gあたり

炭水化物 **8.0**g ｜ 33kcal

| たんぱく質 | 脂質 | 塩分 |
|---|---|---|
| 0g | 0g | 0g |

## おいしくってカロリーゼロ
（三井製糖）＊1スティック(1.2g)あたり

糖質 **1.2**g ｜ 0kcal

| たんぱく質 | 脂質 | 塩分 |
|---|---|---|
| 0g | 0g | 0g |

## 1/2上白糖
（三井製糖）＊15gあたり

糖質 **14.9**g ｜ 60kcal

| たんぱく質 | 脂質 | 塩分 |
|---|---|---|
| 0g | 0g | 0g |

## スローカロリーシュガー
(三井製糖)＊15gあたり

糖質 **14.9**g　60kcal

| たんぱく質 | 脂質 | 塩分 |
|---|---|---|
| 0g | 0g | 0g |

## レアシュガースウィート
(レアスウィート)
＊15gあたり

炭水化物 **11.3**g　45kcal

| たんぱく質 | 脂質 | 塩分 |
|---|---|---|
| 0g | 0g | 0g |

COLUMN

### 〈 知っておこう4 〉糖質の種類

炭水化物には糖質と食物繊維が含まれていますが、さらに糖質には糖類が含まれます。おもな糖質、糖類の種類を紹介します。

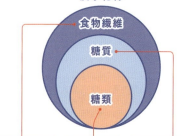

#### 食物繊維
米や小麦粉には食物繊維と糖質が含まれます。おおむね、玄米や全粒粉など精製度の低いものほど食物繊維が多く含まれています。

#### 単糖類
ブドウ糖、果糖など。

#### 二糖類
ショ糖、乳糖、麦芽糖など。

#### 多糖類
でんぷん、グリコーゲン、セルロースなど。

#### 糖アルコール
キシリトール、エリスリトール、ソルビトールなど。

#### その他
アスパルテーム、アセスルファムカリウム、スクラロースなど。

＊次のページで糖の特徴について解説しています。

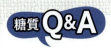

## 糖質Q&A

## Q4 血糖値を上げない甘味料って何？

### A 糖質ではないもの、あるいは糖アルコールの一部で、人間が甘く感じる食品です。

　人間は、糖質以外の甘みを感じる物質を探したり合成したりして利用してきました。例えば植物由来の成分では、ウリ科の「ラカンカ」やキク科の「ステビア」が有名です。自然界にはあまり存在しないものの、甘みが強くカロリーを持たない希少糖などの糖類も注目されています。「エリスリトール」や「プシコース（アルロース）」などの希少糖は、大量生産できるようになったため利用されるようになりました。またアミノ酸にも、甘みを持つものがあることが知られていました。アミノ酸を変化させて甘みを強く感じる成分が合成されたものに「アスパルテーム」、「ネオテーム」などがあり、合成甘味料に分類されます。

　これらの甘味成分は、人体で利用されることなく排出されるため血糖値を上げることがありません。カロリーも低くダイエットにはとても有用です。

　一方で、合成甘味料の飲料を多く摂取する人に肥満者が多いという警鐘も鳴らされています。合成甘味料は、糖質を含まないにもかかわらずインスリン分泌を促したり、体内のホルモン環境を悪化させて肥満を進行させたりすることが報告されています。また、強烈な甘みに慣れてしまうと、舌の甘みを感じる感受性を落とし、より甘いものを好むようになってしまいます。さらに、強い甘みに依存するようになり、甘いものを常に欲しがる糖質依存につながっていきます。

　ただし、これは過剰に長期に摂取した場合で、料理に使ったり、コーヒーなどの飲料に入れる程度なら問題はありません。もともとの砂糖などに、これらを混ぜてカロリーを抑えたものも販売されています。うまく日々の食生活に取り入れて活用しましょう。

## おもな市販甘味料の特徴

糖アルコールや合成甘味料を配合したさまざまな甘味料が市販されています。カロリーオフや血糖値の上昇抑制といったメリットがあります。

＊各商品の栄養成分値はP140〜141（ラカントSのみP84）で紹介しています。

### おいしくってカロリーゼロ

（三井製糖）

「エリスリトール」に砂糖生まれの高甘味度甘味料「スクラロース」を配合したカロリーゼロタイプ。

### 1/2上白糖

（三井製糖）

酢の成分に由来する「アセスルファムカリウム」と植物由来の「ステビア」を上白糖にプラス。砂糖のおいしさや働きはそのまま。使用量は半分でよいためカロリーダウンに。

### ラカントS

（サラヤ）

サラヤ独自の技術で抽出した「高純度羅漢果エキス」と「エリスリトール」から作られる天然素材の甘味料。

### レアシュガースウィート

（レアスウィート）

自然界にわずかしか存在しない希少糖のひとつ「プシコース（アルロース）」を含む。抗肥満効果、食後血糖値上昇抑制およびインスリン分泌の節約効果がある。

### スローカロリーシュガー

（三井製糖）

独自製法による砂糖生まれの「パラチノース®」を砂糖とミックスすることで、腸での吸収を遅らせ、血糖値の上昇もゆるやかに。

## 糖質 Q&A

## Q5 GI値って何？

## A 血糖値の上げやすさの指標。

　GIは、Glycemic Index（グリセミック・インデックス）の略で、食後血糖値の上昇度を示す指標です。食品に含まれる炭水化物がブドウ糖に分解されて、吸収される量を計ったもので、食品によって糖質の吸収のスピードはさまざまです。

「低GI食品は、肥満や糖尿病発症のリスクを下げる」と報告され注目を浴びました。ブドウ糖が少なく、食物繊維を多く含み、ゆっくり炭水化物が分解吸収されていくものがGIの低い食品となります。

　例えば果糖ブドウ糖液糖を大量に含む清涼飲料水は、高GIの代表。一気に血糖値を上昇させて、大量のインスリン分泌をすい臓に強いることになります。分泌量が追いつかなくなると、糖尿病にたやすくおちいってしまいます。これをペットボトル症候群と呼んでいます。白米、パン、にんじん、じゃがいも、せんべい、チョコレートなども高GI食品。

　逆にGIが低いのは、全粒粉パン、葉物の野菜、チーズなど。含まれる糖も少なく、糖の吸収もゆっくり。突然のインスリン分泌も必要なく、すい臓を疲弊から守ります。糖質制限には、高GI食品を減らし、低GI食品をより多く選ぶことが重要です。

　ただし、低GIであっても、食品に含まれるブドウ糖は、長い小腸を通る間にすべて吸収されます。糖質の総量を減らす事を忘れないようにしましょう。

### 高GI食品と低GI食品の血糖値上昇のイメージ

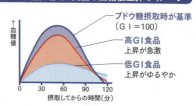

# PART 4

## 家庭の
## おかず＆
## 素材編

＊料理の数値は一般的なレシピの場合です。

# ひと目でわかる 糖質オフクッキングは調理法に注目を！

冷蔵庫に例えば鶏もも肉があったとします。さて、何を作りますか？
鶏肉は低糖質な素材ですが、調理法によって糖質量もカロリーも変わります。主な食材を代表的なメニューで比べてみましょう。

＊グラフ内の位置はおおよそです。

## サバを使ったメニュー

良質な油のDHAやEPAをはじめ、ビタミンB₁₂、ビタミンDも豊富です。酢でしめたり、煮ても焼いても揚げてもおいしく、年中手に入る手軽さもうれしい食材。

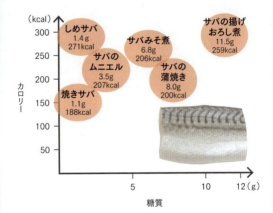

(kcal) カロリー／糖質 (g)

- しめサバ 1.4g 271kcal
- サバのムニエル 3.5g 207kcal
- 焼きサバ 1.1g 188kcal
- サバみそ煮 6.8g 206kcal
- サバの蒲焼き 8.0g 200kcal
- サバの揚げおろし煮 11.5g 259kcal

＊糖質・カロリーはサバ80gを使用した一般的なレシピの場合の数値です。

# 鶏もも肉を使ったメニュー

　高たんぱくな鶏肉はメニューの幅も広く、家庭の食卓に上りやすい食材です。ただし、揚げ物や副材料にいも類を使うメニューは糖質だけでなくカロリーも高くなりがち。

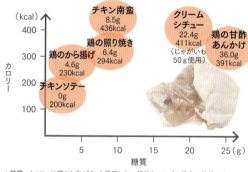

＊糖質・カロリーは鶏もも肉100gを使用した一般的なレシピの場合の数値です。

# ごはんを使ったメニュー

　丼やカレー、チャーハンなど、主食とおかずを兼ねた料理はごはんの比重が高く、糖質もカロリーも高くなりますが、調理や調味がシンプルなものは糖質が少し低めのようです。

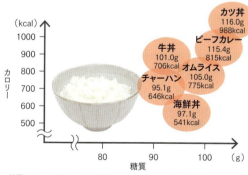

＊糖質・カロリーはごはん250gを使用した一般的なレシピの場合の数値です。

# 糖質オフクッキングの **自炊のポイント**

"ゆる糖質制限"を成功させる

自分で食材や使用量を調整できるので、糖質制限にはやはり自炊がおすすめです。ここで紹介する4つのポイントを意識するとより効果的に実践することができます。

## 1・味付けはうす味に

　濃い味にするとどうしてもごはんが進んでしまいます。また、食べる順番を工夫する際は、メインのおかずを先に食べてからごはんを食べるので、メインのおかずをうす味にするとごはんが欲しくならずストレスも軽減されます。さらに、塩分が気になる人も無理なく減塩できて一石二鳥というわけです。だし調味料にも塩分が多いので注意して。

## 2・品数を増やしてバランスよく

　和食のように一汁三菜の食事は、いろんな食材をまんべんなく摂取できる理想的な献立スタイルです。丼やカレーライスなど、ごはんとおかずが一緒になったメニューの場合は、必ずサラダや具がたっぷり入ったスープなどの副菜をプラス。また、1食単位ではなく、1日トータルで考えて、お昼は魚だから夜は肉にするなど同じ食材ばかり食べないようにするのもよいでしょう。食材の品目を増やし、偏りのない工夫を行いましょう。

## 3・かさ増しテクで糖質もカロリーもカット

　私たちの胃袋は重量によっても満腹感を得られるようになっています。糖質量やカロリーと満腹感は残念ながら比例しないのです。そこで、低糖質で低カロリー、食物繊維を豊富に含むきのこ類やおから、ひじきといった食品を使ってかさ増しをしてみましょう。細かく切ったエノキをごはんに混ぜたり、白たきをパスタに混ぜたり。中華料理では冬瓜（とうがん）を細く切って麺に見立てた料理もありますが、大根やズッキーニなどを細長く切ったベジパスタもおすすめです。おからはひき肉料理に混ぜるなど、アイデア次第で楽しんでみてください。

## 4・温かい料理をプラスする

　温かいできたての料理は自炊ならではのメリット。人は温かいものを食べると満足感が得られるといわれています。冷麺や冷しゃぶ、シリアルやサンドイッチ、おにぎりなど冷たい料理の場合は温かいスープやみそ汁などをプラスするとよいですね。冬場ならたくさんの具材が入った熱々の鍋料理を。満足感もたっぷりです。

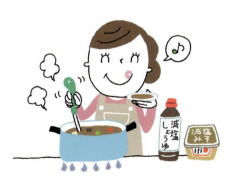

ごはんもの

## ごはん
茶碗1杯(150g)

糖質 **55.1**g | 252kcal

| たんぱく質 | 脂質 | 塩分 |
|---|---|---|
| 3.8g | 0.5g | 0g |

## 玄米ごはん
茶碗1杯(150g)

糖質 **53.9**g | 251kcal

| たんぱく質 | 脂質 | 塩分 |
|---|---|---|
| 3.9g | 0.8g | 0g |

## 赤飯
茶碗1杯(150g)

糖質 **48.1**g | 242kcal

| たんぱく質 | 脂質 | 塩分 |
|---|---|---|
| 5.5g | 0.8g | 0.5g |

## 炊き込みご飯
茶碗1杯(150g)

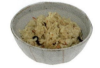

糖質 **40.7**g | 223kcal

| たんぱく質 | 脂質 | 塩分 |
|---|---|---|
| 5.9g | 2.5g | 0.6g |

## おかゆ
茶碗1杯(150g)

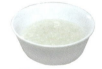

糖質 **23.5**g | 107kcal

| たんぱく質 | 脂質 | 塩分 |
|---|---|---|
| 1.6g | 0.1g | 0g |

## そぼろ丼
ごはん250g

糖質 **99.5**g | 617kcal

| たんぱく質 | 脂質 | 塩分 |
|---|---|---|
| 20.3g | 10.8g | 1.4g |

## うな丼
ごはん250g

糖質 **107.9**g | 943kcal

| たんぱく質 | 脂質 | 塩分 |
|---|---|---|
| 44.9g | 34.4g | 5.6g |

ごはんもの

## 巻きずし
ごはん145g

糖質 **70.1**g 398kcal

| たんぱく質 | 脂質 | 塩分 |
|---|---|---|
| 13.4g | 5.4g | 2.8g |

## ちらし寿司
ごはん175g

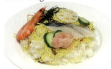

糖質 **63.4**g 382kcal

| たんぱく質 | 脂質 | 塩分 |
|---|---|---|
| 14.3g | 5.4g | 1.8g |

## いなり寿司
ごはん30g

糖質 **14.5**g 129kcal

| たんぱく質 | 脂質 | 塩分 |
|---|---|---|
| 4.6g | 5.6g | 0.4g |

## いかめし
ごはん31.2g

糖質 **15.4**g 137kcal

| たんぱく質 | 脂質 | 塩分 |
|---|---|---|
| 14.4g | 0.7g | 1.2g |

## カレーライス
ごはん230g

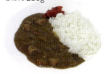

糖質 **107.8**g 782kcal

| たんぱく質 | 脂質 | 塩分 |
|---|---|---|
| 18.5g | 26.7g | 2.7g |

## オムライス
ごはん200g

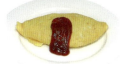

糖質 **86.9**g 697kcal

| たんぱく質 | 脂質 | 塩分 |
|---|---|---|
| 20.7g | 25.6g | 3.2g |

## お雑煮
もち1個(50g)

糖質 **26.8**g 191kcal

| たんぱく質 | 脂質 | 塩分 |
|---|---|---|
| 8.2g | 4.6g | 2.3g |

## もちの磯辺焼き
もち2個(100g)

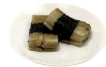

糖質 **51.6**g 244kcal

| たんぱく質 | 脂質 | 塩分 |
|---|---|---|
| 5.1g | 0.6g | 1.7g |

## 麺類・汁物

### きつねうどん
うどん 250g

糖質 **62.6**g　406kcal

| たんぱく質 | 脂質 | 塩分 |
| --- | --- | --- |
| 14.9g | 8.0g | 4.1g |

### きつねそば
そば 170g

糖質 **51.4**g　368kcal

| たんぱく質 | 脂質 | 塩分 |
| --- | --- | --- |
| 16.5g | 8.7g | 3.3g |

### にゅうめん
そうめん 150g

糖質 **45.2**g　288kcal

| たんぱく質 | 脂質 | 塩分 |
| --- | --- | --- |
| 12.3g | 4.3g | 3.4g |

### 焼きそば
中華めん 170g

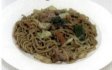

糖質 **73.0**g　685kcal

| たんぱく質 | 脂質 | 塩分 |
| --- | --- | --- |
| 15.5g | 32.1g | 3.3g |

### 焼きビーフン
ビーフン 40g

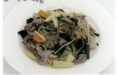

糖質 **33.2**g　504kcal

| たんぱく質 | 脂質 | 塩分 |
| --- | --- | --- |
| 12.4g | 32.6g | 2.2g |

### 冷麺
中華めん 200g

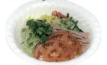

糖質 **63.5**g　425kcal

| たんぱく質 | 脂質 | 塩分 |
| --- | --- | --- |
| 17.9g | 7.9g | 4.1g |

### 豆腐のみそ汁
豆腐 25g

糖質 **2.2**g　35kcal

| たんぱく質 | 脂質 | 塩分 |
| --- | --- | --- |
| 2.7g | 1.5g | 1.4g |

麺類・汁物

## 野菜のみそ汁
野菜70g

糖質 **4.2**g | **37**kcal
| たんぱく質 | 脂質 | 塩分 |
| --- | --- | --- |
| 2.2g | 0.8g | 1.4g |

## あさりのみそ汁
あさり20g

糖質 **1.8**g | **27**kcal
| たんぱく質 | 脂質 | 塩分 |
| --- | --- | --- |
| 2.6g | 0.8g | 1.8g |

## 豚汁
豚もも肉20g

糖質 **5.3**g | **95**kcal
| たんぱく質 | 脂質 | 塩分 |
| --- | --- | --- |
| 7.5g | 4.0g | 1.4g |

## 赤だし
魚10g

糖質 **1.6**g | **37**kcal
| たんぱく質 | 脂質 | 塩分 |
| --- | --- | --- |
| 3.5g | 1.6g | 1.4g |

## かき玉汁
卵25g

糖質 **1.9**g | **47**kcal
| たんぱく質 | 脂質 | 塩分 |
| --- | --- | --- |
| 3.6g | 2.6g | 1.1g |

## つみれ汁
つみれ50g

糖質 **3.9**g | **61**kcal
| たんぱく質 | 脂質 | 塩分 |
| --- | --- | --- |
| 6.6g | 2.2g | 1.7g |

## わかめスープ
わかめ0.3g

糖質 **0.1**g | **8**kcal
| たんぱく質 | 脂質 | 塩分 |
| --- | --- | --- |
| 1.4g | 0.2g | 1.0g |

## フカヒレスープ
サメフカヒレ5g

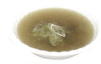

糖質 **2.1**g | **48**kcal
| たんぱく質 | 脂質 | 塩分 |
| --- | --- | --- |
| 7.2g | 0.5g | 2.5g |

## 肉のおかず

### ビーフステーキ
牛ヒレ肉130g

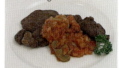

糖質 **5.1**g | 334kcal
| たんぱく質 | 脂質 | 塩分 |
| --- | --- | --- |
| 28.2g | 20.4g | 1.9g |

### ビーフシチュー
牛肩肉60g

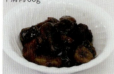

糖質 **19.1**g | 291kcal
| たんぱく質 | 脂質 | 塩分 |
| --- | --- | --- |
| 13.3g | 14.7g | 1.3g |

### 牛肉のたたき
牛もも肉160g

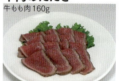

糖質 **0.7**g | 254kcal
| たんぱく質 | 脂質 | 塩分 |
| --- | --- | --- |
| 35.1g | 11.0g | 1.8g |

### 牛ヒレ肉のオイスターソース炒め
牛ヒレ肉70g

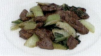

糖質 **4.0**g | 214kcal
| たんぱく質 | 脂質 | 塩分 |
| --- | --- | --- |
| 15.8g | 13.9g | 1.8g |

### 牛肉の柳川風
牛肩ロース肉60g

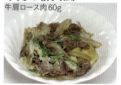

糖質 **11.1**g | 340kcal
| たんぱく質 | 脂質 | 塩分 |
| --- | --- | --- |
| 17.8g | 22.2g | 1.6g |

### ローストビーフ
牛肉150g

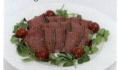

糖質 **3.7**g | 307kcal
| たんぱく質 | 脂質 | 塩分 |
| --- | --- | --- |
| 33.0g | 17.6g | 1.2g |

### レバニラ
牛肝臓60g

糖質 **6.7**g | 145kcal
| たんぱく質 | 脂質 | 塩分 |
| --- | --- | --- |
| 13.5g | 6.0g | 1.7g |

# 肉のおかず

## ポークステーキ
豚ロース肉90g

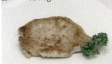

糖質 **0.2**g | 279kcal
| たんぱく質 | 脂質 | 塩分 |
| --- | --- | --- |
| 16.5g | 22.1g | 1.0g |

## 生姜焼き
豚ロース肉90g、野菜70g

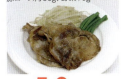

糖質 **5.2**g | 336kcal
| たんぱく質 | 脂質 | 塩分 |
| --- | --- | --- |
| 18.8g | 24.7g | 2.4g |

## ポークピカタ
豚ヒレ肉90g

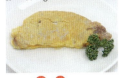

糖質 **2.0**g | 163kcal
| たんぱく質 | 脂質 | 塩分 |
| --- | --- | --- |
| 21.5g | 6.7g | 0.5g |

## 豚冷しゃぶの酢味噌かけ
豚ロース肉50g

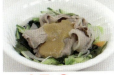

糖質 **15.0**g | 231kcal
| たんぱく質 | 脂質 | 塩分 |
| --- | --- | --- |
| 12.3g | 12.0g | 1.8g |

## 豚の角煮
豚バラ肉100g

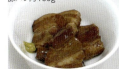

糖質 **8.6**g | 482kcal
| たんぱく質 | 脂質 | 塩分 |
| --- | --- | --- |
| 14.1g | 40.2g | 1.4g |

## 豚肉の野菜巻き
豚ロース肉80g

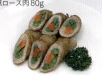

糖質 **7.6**g | 292kcal
| たんぱく質 | 脂質 | 塩分 |
| --- | --- | --- |
| 15.9g | 19.8g | 0.8g |

## スペアリブ煮
豚バラ肉100g

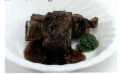

糖質 **3.1**g | 452kcal
| たんぱく質 | 脂質 | 塩分 |
| --- | --- | --- |
| 13.6g | 40.3g | 2.4g |

## 鶏のから揚げ
若鶏もも肉120g、野菜70g

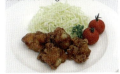

糖質 **8.2**g | 298kcal
| たんぱく質 | 脂質 | 塩分 |
| --- | --- | --- |
| 21.1g | 18.4g | 0.7g |

### チキンカツ
若鶏もも肉100g、野菜70g

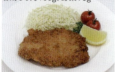

糖質 **14.1**g | 421kcal

| たんぱく質 | 脂質 | 塩分 |
|---|---|---|
| 20.9g | 29.2g | 0.9g |

### 鶏の照り焼き
若鶏もも肉50g、野菜70g

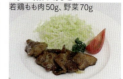

糖質 **5.7**g | 169kcal

| たんぱく質 | 脂質 | 塩分 |
|---|---|---|
| 14.4g | 8.7g | 0.8g |

### 鶏のクリーム煮
若鶏もも肉80g

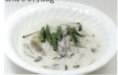

糖質 **9.9**g | 333kcal

| たんぱく質 | 脂質 | 塩分 |
|---|---|---|
| 19.4g | 23.3g | 1.2g |

### ささみのチーズフライ
若鶏ささみ肉40g

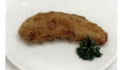

糖質 **4.6**g | 155kcal

| たんぱく質 | 脂質 | 塩分 |
|---|---|---|
| 12.8g | 8.9g | 0.6g |

### 肉団子の甘酢あん
豚ひき肉100g

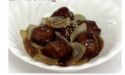

糖質 **24.4**g | 399kcal

| たんぱく質 | 脂質 | 塩分 |
|---|---|---|
| 21.6g | 22.4g | 3.2g |

### なすのひき肉はさみ揚げ
豚ひき肉45g

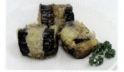

糖質 **12.5**g | 350kcal

| たんぱく質 | 脂質 | 塩分 |
|---|---|---|
| 11.8g | 26.3g | 0.4g |

### メンチカツ
牛ひき肉42g、豚ひき肉18g

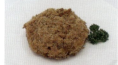

糖質 **8.0**g | 306kcal

| たんぱく質 | 脂質 | 塩分 |
|---|---|---|
| 13.6g | 23.0g | 0.8g |

### しゅうまい
2個（豚ひき肉23g）

糖質 **6.8**g | 96kcal

| たんぱく質 | 脂質 | 塩分 |
|---|---|---|
| 5.0g | 5.0g | 0.5g |

肉のおかず／魚のおかず

## さんまの塩焼き
さんま35g

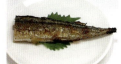

糖質 **0**g ｜ **95**kcal

| たんぱく質 | 脂質 | 塩分 |
| --- | --- | --- |
| 8.4g | 6.3g | 0.8g |

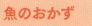

魚のおかず

## 鮭の塩焼き
鮭45g

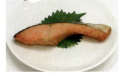

糖質 **0**g ｜ **77**kcal

| たんぱく質 | 脂質 | 塩分 |
| --- | --- | --- |
| 13.1g | 2.3g | 1.0g |

## あじの開き
まあじ50g

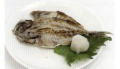

糖質 **0.9**g ｜ **116**kcal

| たんぱく質 | 脂質 | 塩分 |
| --- | --- | --- |
| 12.5g | 6.2g | 1.0g |

## ぶりの照り焼き
ぶり70g

糖質 **4.0**g ｜ **218**kcal

| たんぱく質 | 脂質 | 塩分 |
| --- | --- | --- |
| 15.6g | 14.4g | 1.3g |

## さわらのみそ焼き
さわら55g

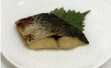

糖質 **3.1**g ｜ **132**kcal

| たんぱく質 | 脂質 | 塩分 |
| --- | --- | --- |
| 13.9g | 6.2g | 1.2g |

## たらのホイル焼き
まだら70g

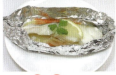

糖質 **3.3**g ｜ **104**kcal

| たんぱく質 | 脂質 | 塩分 |
| --- | --- | --- |
| 12.7g | 1.8g | 1.3g |

## 舌平目のムニエル
舌平目60g

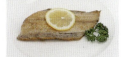

糖質 **3.1**g ｜ **103**kcal

| たんぱく質 | 脂質 | 塩分 |
| --- | --- | --- |
| 11.9g | 4.3g | 0.4g |

## カレイの煮付け
カレイ100g

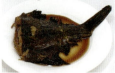

糖質 **7.4**g　135kcal

| たんぱく質 | 脂質 | 塩分 |
|---|---|---|
| 20.3g | 1.3g | 1.4g |

## ぶり大根
ぶり60g

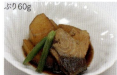

糖質 **9.8**g　210kcal

| たんぱく質 | 脂質 | 塩分 |
|---|---|---|
| 14.3g | 10.7g | 1.7g |

## いわしの生姜煮
まいわし60g

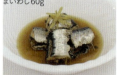

糖質 **6.4**g　137kcal

| たんぱく質 | 脂質 | 塩分 |
|---|---|---|
| 12.5g | 5.5g | 1.9g |

## 刺身盛り合わせ
ぶり30g、えび15g、いか20g

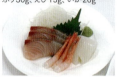

糖質 **1.8**g　118kcal

| たんぱく質 | 脂質 | 塩分 |
|---|---|---|
| 13.5g | 5.6g | 0.7g |

## かつおのたたき
かつお80g

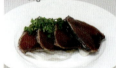

糖質 **0.9**g　96kcal

| たんぱく質 | 脂質 | 塩分 |
|---|---|---|
| 20.8g | 0.4g | 0.1g |

## まぐろの山かけ
まぐろ60g

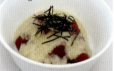

糖質 **7.2**g　113kcal

| たんぱく質 | 脂質 | 塩分 |
|---|---|---|
| 17.5g | 1.1g | 0.8g |

## まぐろのステーキ
まぐろ60g

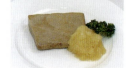

糖質 **1.1**g　88kcal

| たんぱく質 | 脂質 | 塩分 |
|---|---|---|
| 14.9g | 2.1g | 1.5g |

## カレイの唐揚げ
カレイ50g

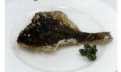

糖質 **1.5**g　87kcal

| たんぱく質 | 脂質 | 塩分 |
|---|---|---|
| 10.0g | 4.2g | 0.3g |

# 魚のおかず

## さんまの竜田揚げ
さんま70g

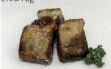

糖質 **6.3**g | 275kcal

| たんぱく質 | 脂質 | 塩分 |
| --- | --- | --- |
| 12.6g | 20.0g | 0.8g |

## あじの南蛮漬け
まあじ60g

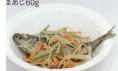

糖質 **7.3**g | 151kcal

| たんぱく質 | 脂質 | 塩分 |
| --- | --- | --- |
| 12.5g | 6.3g | 1.3g |

## アジフライ
まあじ70g、野菜70g

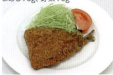

糖質 **7.6**g | 282kcal

| たんぱく質 | 脂質 | 塩分 |
| --- | --- | --- |
| 16.2g | 19.6g | 0.7g |

## エビフライ
えび80g、野菜70g

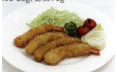

糖質 **9.9**g | 294kcal

| たんぱく質 | 脂質 | 塩分 |
| --- | --- | --- |
| 18.3g | 18.8g | 1.0g |

## カキフライ
かき85g、野菜70g

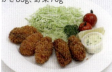

糖質 **15.9**g | 461kcal

| たんぱく質 | 脂質 | 塩分 |
| --- | --- | --- |
| 10.2g | 38.1g | 2.7g |

## イカリング
いか60g

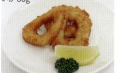

糖質 **7.7**g | 198kcal

| たんぱく質 | 脂質 | 塩分 |
| --- | --- | --- |
| 12.5g | 12.2g | 0.7g |

## たこの唐揚げ
たこ100g

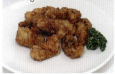

糖質 **11.9**g | 219kcal

| たんぱく質 | 脂質 | 塩分 |
| --- | --- | --- |
| 22.3g | 7.7g | 1.4g |

## エビチリ
えび120g

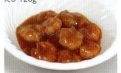

糖質 **5.9**g | 202kcal

| たんぱく質 | 脂質 | 塩分 |
| --- | --- | --- |
| 26.8g | 6.4g | 2.3g |

野菜・きのこ・海藻のおかず

## ほうれん草のお浸し
ほうれん草50g

糖質 **0.7**g | 16kcal

| たんぱく質 | 脂質 | 塩分 |
|---|---|---|
| 1.8g | 0.3g | 0.8g |

## 小松菜のごま和え
小松菜50g

糖質 **3.4**g | 52kcal

| たんぱく質 | 脂質 | 塩分 |
|---|---|---|
| 2.2g | 3.0g | 0.6g |

## アスパラガスと人参の白和え
野菜55g、豆腐50g

糖質 **4.2**g | 75kcal

| たんぱく質 | 脂質 | 塩分 |
|---|---|---|
| 4.9g | 3.8g | 0.7g |

## 野菜サラダ
野菜57g

糖質 **2.0**g | 13kcal

| たんぱく質 | 脂質 | 塩分 |
|---|---|---|
| 0.6g | 0.1g | 0g |

## ゴーヤチャンプルー
豆腐100g、野菜60g、豚ロース肉20g

糖質 **2.9**g | 288kcal

| たんぱく質 | 脂質 | 塩分 |
|---|---|---|
| 14.5g | 22.9g | 1.5g |

## 八宝菜
野菜76g、魚介45g、豚バラ肉30g

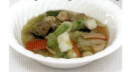

糖質 **13.5**g | 344kcal

| たんぱく質 | 脂質 | 塩分 |
|---|---|---|
| 15.2g | 23.3g | 1.7g |

## ふろふき大根
大根100g

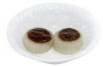

糖質 **7.0**g | 50kcal

| たんぱく質 | 脂質 | 塩分 |
|---|---|---|
| 1.8g | 0.7g | 1.3g |

野菜・きのこ・海藻のおかず

## なすの含め煮
なす65g

糖質 **4.2**g | 26kcal
| たんぱく質 | 脂質 | 塩分 |
| --- | --- | --- |
| 1.3g | 0.1g | 0.5g |

## 里いもの煮もの
里いも100g

糖質 **17.6**g | 86kcal
| たんぱく質 | 脂質 | 塩分 |
| --- | --- | --- |
| 1.9g | 0.1g | 1.1g |

## ラタトゥイユ
野菜240g

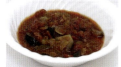

糖質 **8.4**g | 82kcal
| たんぱく質 | 脂質 | 塩分 |
| --- | --- | --- |
| 2.7g | 3.2g | 1.1g |

## きのこのマリネ
きのこ55g

糖質 **2.0**g | 45kcal
| たんぱく質 | 脂質 | 塩分 |
| --- | --- | --- |
| 1.5g | 3.5g | 0.1g |

## なめこおろし
なめこ20g

糖質 **2.6**g | 17kcal
| たんぱく質 | 脂質 | 塩分 |
| --- | --- | --- |
| 0.6g | 0.1g | 0g |

## もずく酢
もずく50g

糖質 **0.8**g | 7kcal
| たんぱく質 | 脂質 | 塩分 |
| --- | --- | --- |
| 0.3g | 0.1g | 0.4g |

## 海藻サラダ
海藻19g

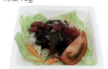

糖質 **1.9**g | 14kcal
| たんぱく質 | 脂質 | 塩分 |
| --- | --- | --- |
| 0.7g | 0.1g | 0.3g |

## きゅうりとわかめの酢の物
きゅうり50g

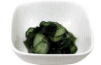

糖質 **1.8**g | 13kcal
| たんぱく質 | 脂質 | 塩分 |
| --- | --- | --- |
| 0.8g | 0.1g | 1.0g |

卵・大豆の
おかず

## ゆで卵
卵50g

糖質 **0.1**g　76kcal

| たんぱく質 | 脂質 | 塩分 |
| --- | --- | --- |
| 6.5g | 5.0g | 0.1g |

## 目玉焼き
卵50g

糖質 **0.1**g　94kcal

| たんぱく質 | 脂質 | 塩分 |
| --- | --- | --- |
| 6.2g | 7.2g | 0.5g |

## ハムエッグ
卵50g、ロースハム20g

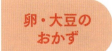

糖質 **0.4**g　133kcal

| たんぱく質 | 脂質 | 塩分 |
| --- | --- | --- |
| 9.4g | 9.9g | 1.0g |

## 炒り卵
卵50g

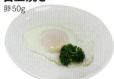

糖質 **2.1**g　129kcal

| たんぱく質 | 脂質 | 塩分 |
| --- | --- | --- |
| 6.2g | 10.2g | 0.5g |

## だし巻き玉子
卵50g

糖質 **4.1**g　97kcal

| たんぱく質 | 脂質 | 塩分 |
| --- | --- | --- |
| 6.3g | 5.7g | 0.6g |

## オムレツ
卵50g

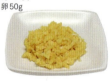

糖質 **2.6**g　104kcal

| たんぱく質 | 脂質 | 塩分 |
| --- | --- | --- |
| 6.5g | 6.9g | 0.8g |

## 茶わん蒸し
卵30g、若鶏むね肉15g、えび10g

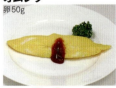

糖質 **2.2**g　89kcal

| たんぱく質 | 脂質 | 塩分 |
| --- | --- | --- |
| 9.9g | 4.1g | 1.2g |

卵・大豆のおかず

## かに玉
卵80g、野菜45.5g、かに30g

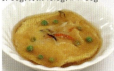

糖質 **7.9**g | **326**kcal
| たんぱく質 | 脂質 | 塩分 |
|---|---|---|
| 17.1g | 23.4g | 2.0g |

## 冷や奴
豆腐100g

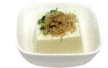

糖質 **1.8**g | **59**kcal
| たんぱく質 | 脂質 | 塩分 |
|---|---|---|
| 5.3g | 3.0g | 0g |

## 豆腐ステーキ（おろしソース）
豆腐50g

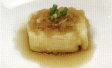

糖質 **4.7**g | **72**kcal
| たんぱく質 | 脂質 | 塩分 |
|---|---|---|
| 3.9g | 3.7g | 0.5g |

## 揚げだし豆腐
豆腐100g

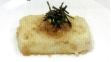

糖質 **9.2**g | **168**kcal
| たんぱく質 | 脂質 | 塩分 |
|---|---|---|
| 7.4g | 10.2g | 1.0g |

## 豆腐田楽
豆腐100g

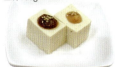

糖質 **4.6**g | **99**kcal
| たんぱく質 | 脂質 | 塩分 |
|---|---|---|
| 7.6g | 4.9g | 0.8g |

## 豆腐ハンバーグ
豆腐50g、鶏ひき肉50g

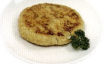

糖質 **16.4**g | **327**kcal
| たんぱく質 | 脂質 | 塩分 |
|---|---|---|
| 17.1g | 19.9g | 1.4g |

## 厚揚げのあみ焼き
厚揚げ150g

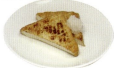

糖質 **0.9**g | **229**kcal
| たんぱく質 | 脂質 | 塩分 |
|---|---|---|
| 16.1g | 17.0g | 0g |

## 高野豆腐の含め煮
高野豆腐15g

糖質 **9.6**g | **124**kcal
| たんぱく質 | 脂質 | 塩分 |
|---|---|---|
| 8.9g | 5.2g | 2.0g |

主食食材

### もち
1個(50g)

糖質 **25.2**g | 117kcal

| たんぱく質 | 脂質 | 塩分 |
| --- | --- | --- |
| 2.0g | 0.3g | 0g |

### 食パン
6枚切り1枚(60g)

糖質 **26.6**g | 158kcal

| たんぱく質 | 脂質 | 塩分 |
| --- | --- | --- |
| 5.6g | 2.6g | 0.8g |

### ライ麦パン
6枚切り1枚(60g)

糖質 **28.3**g | 158kcal

| たんぱく質 | 脂質 | 塩分 |
| --- | --- | --- |
| 5.0g | 1.3g | 0.7g |

### クロワッサン
1個(45g)

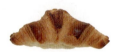

糖質 **18.9**g | 202kcal

| たんぱく質 | 脂質 | 塩分 |
| --- | --- | --- |
| 3.6g | 12.1g | 0.5g |

### スパゲッティ
100g

糖質 **71.2**g | 379kcal

| たんぱく質 | 脂質 | 塩分 |
| --- | --- | --- |
| 12.2g | 1.9g | 0g |

### うどん(ゆで)
300g

糖質 **62.4**g | 315kcal

| たんぱく質 | 脂質 | 塩分 |
| --- | --- | --- |
| 7.8g | 1.2g | 0.9g |

### うどん(干)
70g

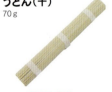

糖質 **48.7**g | 244kcal

| たんぱく質 | 脂質 | 塩分 |
| --- | --- | --- |
| 6.0g | 0.8g | 3.0g |

主食食材

## そば(ゆで)
245g

糖質 **58.8**g 323kcal

| たんぱく質 | 脂質 | 塩分 |
|---|---|---|
| 11.8g | 2.5g | 0g |

## そば(干)
100g

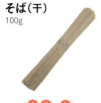

糖質 **63.0**g 344kcal

| たんぱく質 | 脂質 | 塩分 |
|---|---|---|
| 14.0g | 2.3g | 2.2g |

## そうめん(干)
80g

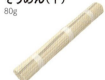

糖質 **56.2**g 285kcal

| たんぱく質 | 脂質 | 塩分 |
|---|---|---|
| 7.6g | 0.9g | 3.0g |

## 中華めん(蒸し)
170g

糖質 **62.1**g 337kcal

| たんぱく質 | 脂質 | 塩分 |
|---|---|---|
| 9.0g | 2.9g | 0.7g |

## コーンフレーク
30g

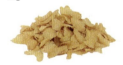

糖質 **24.4**g 114kcal

| たんぱく質 | 脂質 | 塩分 |
|---|---|---|
| 2.3g | 0.5g | 0.6g |

## 大麦 七分つき押し麦
30g

糖質 **18.5**g 102kcal

| たんぱく質 | 脂質 | 塩分 |
|---|---|---|
| 3.3g | 0.6g | 0g |

## 薄力粉
15g

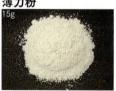

糖質 **11.0**g 55kcal

| たんぱく質 | 脂質 | 塩分 |
|---|---|---|
| 1.2g | 0.2g | 0g |

## パン粉
15g

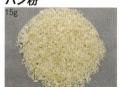

糖質 **8.9**g 56kcal

| たんぱく質 | 脂質 | 塩分 |
|---|---|---|
| 2.2g | 1.0g | 0.2g |

# 肉・肉加工品

## 牛肩ロース肉
120g

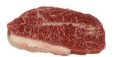

糖質 **0.2**g　493kcal

| たんぱく質 | 脂質 | 塩分 |
|---|---|---|
| 16.6g | 44.9g | 0.1g |

## 牛リブロース肉
210g

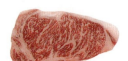

糖質 **0.2**g　1203kcal

| たんぱく質 | 脂質 | 塩分 |
|---|---|---|
| 20.4g | 118.7g | 0.2g |

## 牛サーロイン肉
200g

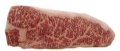

糖質 **0.6**g　996kcal

| たんぱく質 | 脂質 | 塩分 |
|---|---|---|
| 23.4g | 95.0g | 0.2g |

## 牛バラ肉
100g

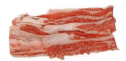

糖質 **0.1**g　517kcal

| たんぱく質 | 脂質 | 塩分 |
|---|---|---|
| 11.0g | 50.0g | 0.1g |

## 牛もも肉
100g

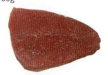

糖質 **0.6**g　193kcal

| たんぱく質 | 脂質 | 塩分 |
|---|---|---|
| 21.3g | 10.7g | 0.1g |

## 牛ヒレ肉
85g

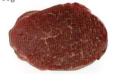

糖質 **0.3**g　190kcal

| たんぱく質 | 脂質 | 塩分 |
|---|---|---|
| 16.2g | 12.8g | 0.1g |

## 牛ひき肉
50g

糖質 **0.2**g　136kcal

| たんぱく質 | 脂質 | 塩分 |
|---|---|---|
| 8.6g | 10.6g | 0.1g |

肉・肉加工品

## 豚肩ロース肉
120g

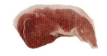

糖質 **0.1**g  304kcal

| たんぱく質 | 脂質 | 塩分 |
|---|---|---|
| 20.5g | 23.0g | 0.1g |

## 豚ロース肉
90g

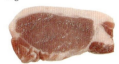

糖質 **0.2**g  237kcal

| たんぱく質 | 脂質 | 塩分 |
|---|---|---|
| 17.4g | 17.3g | 0.1g |

## 豚バラ肉
50g

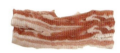

糖質 **0.1**g  198kcal

| たんぱく質 | 脂質 | 塩分 |
|---|---|---|
| 7.2g | 17.7g | 0.1g |

## 豚もも肉
60g

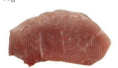

糖質 **0.1**g  77kcal

| たんぱく質 | 脂質 | 塩分 |
|---|---|---|
| 13.3g | 2.2g | 0.1g |

## 豚ヒレ肉
150g

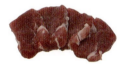

糖質 **0.5**g  195kcal

| たんぱく質 | 脂質 | 塩分 |
|---|---|---|
| 33.3g | 5.6g | 0.2g |

## 豚ひき肉
50g

糖質 **0.1**g  118kcal

| たんぱく質 | 脂質 | 塩分 |
|---|---|---|
| 8.9g | 8.6g | 0.1g |

## 豚レバー
20g

糖質 **0.5**g  26kcal

| たんぱく質 | 脂質 | 塩分 |
|---|---|---|
| 4.1g | 0.7g | 0 |

## ラムもも肉
70g

糖質 **0.2**g  139kcal

| たんぱく質 | 脂質 | 塩分 |
|---|---|---|
| 14.0g | 8.4g | 0.1g |

## あいがも肉
50g

糖質 **0.1**g | 167kcal

| たんぱく質 | 脂質 | 塩分 |
|---|---|---|
| 7.1g | 14.5g | 0.1g |

## 鶏手羽
**1**本(50g)

糖質 **0**g | 105kcal

| たんぱく質 | 脂質 | 塩分 |
|---|---|---|
| 8.9g | 7.2g | 0.1g |

## 鶏むね肉
155g

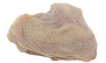

糖質 **0.2**g | 225kcal

| たんぱく質 | 脂質 | 塩分 |
|---|---|---|
| 33.0g | 9.1g | 0.2g |

## 鶏もも肉
250g

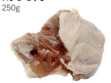

糖質 **0**g | 510kcal

| たんぱく質 | 脂質 | 塩分 |
|---|---|---|
| 41.5g | 35.5g | 0.5g |

## 鶏ささみ肉
50g

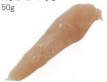

糖質 **0**g | 53kcal

| たんぱく質 | 脂質 | 塩分 |
|---|---|---|
| 11.5g | 0.4g | 0.1g |

## 鶏ひき肉
50g

糖質 **0**g | 93kcal

| たんぱく質 | 脂質 | 塩分 |
|---|---|---|
| 8.8g | 6.0g | 0.1g |

## 鶏レバー
50g

糖質 **0.3**g | 56kcal

| たんぱく質 | 脂質 | 塩分 |
|---|---|---|
| 9.5g | 1.6g | 0.1g |

## コンビーフ（缶詰）
100g

糖質 **1.7**g | 203kcal

| たんぱく質 | 脂質 | 塩分 |
|---|---|---|
| 19.8g | 13.0g | 1.8g |

肉・肉加工品

## ビーフジャーキー
5枚(25g)

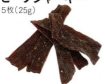

糖質 **1.6**g | 79kcal

| たんぱく質 | 脂質 | 塩分 |
|---|---|---|
| 13.7g | 2.0g | 1.2g |

## スモークタン
5枚(25g)

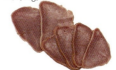

糖質 **0.2**g | 71kcal

| たんぱく質 | 脂質 | 塩分 |
|---|---|---|
| 4.5g | 5.8g | 0.4g |

## ボンレスハム
1枚(10g)

糖質 **0.2**g | 12kcal

| たんぱく質 | 脂質 | 塩分 |
|---|---|---|
| 1.9g | 0.4g | 0.3g |

## ロースハム
1枚(20g)

糖質 **0.3**g | 39kcal

| たんぱく質 | 脂質 | 塩分 |
|---|---|---|
| 3.3g | 2.8g | 0.5g |

## ショルダーベーコン
1枚(10g)

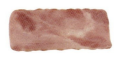

糖質 **0.3**g | 19kcal

| たんぱく質 | 脂質 | 塩分 |
|---|---|---|
| 1.7g | 1.2g | 0.2g |

## ウインナー
1本(20g)

糖質 **0.6**g | 64kcal

| たんぱく質 | 脂質 | 塩分 |
|---|---|---|
| 2.6g | 5.7g | 0.4g |

## ドライソーセージ
5枚(15g)

糖質 **0.3**g | 75kcal

| たんぱく質 | 脂質 | 塩分 |
|---|---|---|
| 3.8g | 6.5g | 0.5g |

## 焼き豚
1枚(10g)

糖質 **0.5**g | 17kcal

| たんぱく質 | 脂質 | 塩分 |
|---|---|---|
| 1.9g | 0.8g | 0.2g |

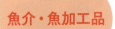

## 魚介・魚加工品

### あじ
まあじ1尾（60g）

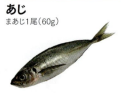

糖質 **0.1**g ／ 76kcal

| たんぱく質 | 脂質 | 塩分 |
|---|---|---|
| 11.8g | 2.7g | 0.2g |

### あじの開き
まあじ1尾（85g）

糖質 **0.1**g ／ 143kcal

| たんぱく質 | 脂質 | 塩分 |
|---|---|---|
| 17.2g | 7.5g | 1.4g |

### いわし
うるめいわし1尾（60g）

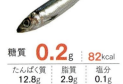

糖質 **0.2**g ／ 82kcal

| たんぱく質 | 脂質 | 塩分 |
|---|---|---|
| 12.8g | 2.9g | 0.1g |

### いわし丸干し
まいわし1尾（10g）

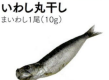

糖質 **0.1**g ／ 19kcal

| たんぱく質 | 脂質 | 塩分 |
|---|---|---|
| 3.3g | 0.6g | 0.4g |

### しらす干し
大さじ1（15g）

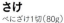

糖質 **0**g ／ 17kcal

| たんぱく質 | 脂質 | 塩分 |
|---|---|---|
| 3.5g | 0.2g | 0.6g |

### 塩ざけ
しろさけ1切（80g）

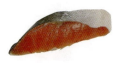

糖質 **0.1**g ／ 159kcal

| たんぱく質 | 脂質 | 塩分 |
|---|---|---|
| 17.9g | 8.9g | 1.4g |

### さけ
べにざけ1切（80g）

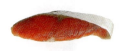

糖質 **0.1**g ／ 110kcal

| たんぱく質 | 脂質 | 塩分 |
|---|---|---|
| 18.0g | 3.6g | 0.1g |

# 魚介・魚加工品

## さば
まさば1切(80g)

糖質 **0.2**g | 198kcal

| たんぱく質 | 脂質 | 塩分 |
|---|---|---|
| 16.5g | 13.4g | 0.2g |

## さんま
1尾(100g)

糖質 **0.1**g | 297kcal

| たんぱく質 | 脂質 | 塩分 |
|---|---|---|
| 17.6g | 23.6g | 0.3g |

## ししゃも
1尾(15g)

糖質 **0**g | 25kcal

| たんぱく質 | 脂質 | 塩分 |
|---|---|---|
| 3.2g | 1.2g | 0.2g |

## たい(天然)
まだい1切(80g)

糖質 **0.1**g | 114kcal

| たんぱく質 | 脂質 | 塩分 |
|---|---|---|
| 16.5g | 4.6g | 0.1g |

## たら
まだら1切(90g)

糖質 **0.1**g | 69kcal

| たんぱく質 | 脂質 | 塩分 |
|---|---|---|
| 15.8g | 0.2g | 0.3g |

## ぶり
1切(100g)

糖質 **0.3**g | 257kcal

| たんぱく質 | 脂質 | 塩分 |
|---|---|---|
| 21.4g | 17.6g | 0.1g |

## あさり
5個(25g)

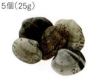

糖質 **0.1**g | 8kcal

| たんぱく質 | 脂質 | 塩分 |
|---|---|---|
| 1.5g | 0.1g | 0.6g |

## あわび
1個(70g)

糖質 **2.8**g | 51kcal

| たんぱく質 | 脂質 | 塩分 |
|---|---|---|
| 8.9g | 0.2g | 0.6g |

## かき(養殖)
1個(20g)

糖質 **0.9**g | 12kcal

| たんぱく質 | 脂質 | 塩分 |
|---|---|---|
| 1.3g | 0.3g | 0.3g |

## はまぐり
3個(30g)

糖質 **0.5**g | 12kcal

| たんぱく質 | 脂質 | 塩分 |
|---|---|---|
| 1.8g | 0.2g | 0.6g |

## ほたて貝 貝柱
1個(15g)

糖質 **0.5**g | 13kcal

| たんぱく質 | 脂質 | 塩分 |
|---|---|---|
| 2.5g | 0g | 0g |

## しじみ
5g

糖質 **0.2**g | 3kcal

| たんぱく質 | 脂質 | 塩分 |
|---|---|---|
| 0.4g | 0.1g | 0g |

## えび
ブラックタイガー1尾(20g)

糖質 **0.1**g | 16kcal

| たんぱく質 | 脂質 | 塩分 |
|---|---|---|
| 3.7g | 0.1g | 0.1g |

## いか
するめいか1杯(280g)

糖質 **0.3**g | 232kcal

| たんぱく質 | 脂質 | 塩分 |
|---|---|---|
| 50.1g | 2.2g | 1.4g |

## たこ
まだこ(ゆで)100g

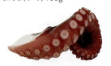

糖質 **0.1**g | 99kcal

| たんぱく質 | 脂質 | 塩分 |
|---|---|---|
| 21.7g | 0.7g | 0.6g |

## イクラ
30g

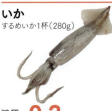

糖質 **0.1**g | 82kcal

| たんぱく質 | 脂質 | 塩分 |
|---|---|---|
| 9.8g | 4.7g | 0.7g |

魚介・魚加工品

## スモークサーモン
2枚(10g)

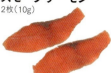

糖質 **0** g | 16kcal

| たんぱく質 | 脂質 | 塩分 |
|---|---|---|
| 2.6g | 0.6g | 0.4g |

## たらこ
1腹(45g)

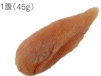

糖質 **0.2** g | 63kcal

| たんぱく質 | 脂質 | 塩分 |
|---|---|---|
| 10.8g | 2.1g | 2.1g |

## 辛子明太子
1腹(35g)

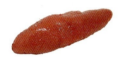

糖質 **1.1** g | 44kcal

| たんぱく質 | 脂質 | 塩分 |
|---|---|---|
| 7.4g | 1.2g | 2.0g |

## かずのこ(塩蔵・水戻し)
1腹(18g)

糖質 **0.1** g | 16kcal

| たんぱく質 | 脂質 | 塩分 |
|---|---|---|
| 2.7g | 0.5g | 0.2g |

## かまぼこ(蒸し)
2枚(20g)

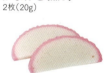

糖質 **1.9** g | 19kcal

| たんぱく質 | 脂質 | 塩分 |
|---|---|---|
| 2.4g | 0.2g | 0.5g |

## 焼ちくわ
1本(20g)

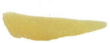

糖質 **2.7** g | 24kcal

| たんぱく質 | 脂質 | 塩分 |
|---|---|---|
| 2.4g | 0.4g | 0.4g |

## さつま揚げ
1枚(30g)

糖質 **4.2** g | 42kcal

| たんぱく質 | 脂質 | 塩分 |
|---|---|---|
| 3.8g | 1.1g | 0.6g |

## 魚肉ソーセージ
1本(90g)

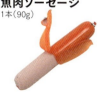

糖質 **11.3** g | 145kcal

| たんぱく質 | 脂質 | 塩分 |
|---|---|---|
| 10.4g | 6.5g | 1.9g |

## 野菜・いも類

### アスパラガス
1束(100g)

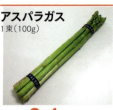

糖質 **2.1**g | 22kcal

| たんぱく質 | 脂質 | 塩分 |
|---|---|---|
| 2.6g | 0.2g | 0g |

### いんげんまめ
20g

糖質 **0.5**g | 5kcal

| たんぱく質 | 脂質 | 塩分 |
|---|---|---|
| 0.4g | 0g | 0g |

### オクラ
30g

糖質 **0.5**g | 9kcal

| たんぱく質 | 脂質 | 塩分 |
|---|---|---|
| 0.6g | 0.1g | 0g |

### かぶ
1個(120g)

糖質 **3.7**g | 24kcal

| たんぱく質 | 脂質 | 塩分 |
|---|---|---|
| 0.8g | 0.1g | 0g |

### かぼちゃ
60g

糖質 **10.3**g | 55kcal

| たんぱく質 | 脂質 | 塩分 |
|---|---|---|
| 1.1g | 0.2g | 0g |

### カリフラワー
2房(50g)

糖質 **1.2**g | 14kcal

| たんぱく質 | 脂質 | 塩分 |
|---|---|---|
| 1.5g | 0.1g | 0g |

### キャベツ
1/8玉(180g)

糖質 **6.1**g | 41kcal

| たんぱく質 | 脂質 | 塩分 |
|---|---|---|
| 2.3g | 0.4g | 0g |

野菜・いも類

## きゅうり
1本(120g)

糖質 **2.3**g | **17**kcal
たんぱく質 1.2g | 脂質 0.1g | 塩分 0g

## ごぼう
1本(200g)

糖質 **19.4**g | **130**kcal
たんぱく質 3.6g | 脂質 0.2g | 塩分 0g

## 小松菜
1/2束(100g)

糖質 **0.5**g | **14**kcal
たんぱく質 1.5g | 脂質 0.2g | 塩分 0g

## さやえんどう
20g

糖質 **0.9**g | **7**kcal
たんぱく質 0.6g | 脂質 0g | 塩分 0g

## ししとうがらし
2本(10g)

糖質 **0.2**g | **3**kcal
たんぱく質 0.2g | 脂質 0g | 塩分 0g

## しそ
1枚(1g)

糖質 **0**g | **0**kcal
たんぱく質 0g | 脂質 0g | 塩分 0g

## 春菊
1/2束(75g)

糖質 **0.5**g | **17**kcal
たんぱく質 1.7g | 脂質 0.2g | 塩分 0.2g

## しょうが
1かけ(15g)

糖質 **0.7**g | **5**kcal
たんぱく質 0.1g | 脂質 0g | 塩分 0g

175

### セロリ
1本(80g)

糖質 **1.7**g | 12kcal

| たんぱく質 | 脂質 | 塩分 |
|---|---|---|
| 0.3g | 0.1g | 0.1g |

### 大根
1/8本(135g)

糖質 **3.6**g | 24kcal

| たんぱく質 | 脂質 | 塩分 |
|---|---|---|
| 0.7g | 0.1g | 0g |

### 切干し大根
10g

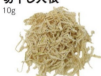

糖質 **4.8**g | 30kcal

| たんぱく質 | 脂質 | 塩分 |
|---|---|---|
| 1.0g | 0.1g | 0.1g |

### たけのこ(若茎ゆで)
1/2本(65g)

糖質 **1.4**g | 20kcal

| たんぱく質 | 脂質 | 塩分 |
|---|---|---|
| 2.3g | 0.1g | 0g |

### 玉ねぎ
1個(200g)

糖質 **14.4**g | 74kcal

| たんぱく質 | 脂質 | 塩分 |
|---|---|---|
| 2.0g | 0.2g | 0g |

### チンゲン菜
1/2株(70g)

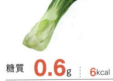

糖質 **0.6**g | 6kcal

| たんぱく質 | 脂質 | 塩分 |
|---|---|---|
| 0.4g | 0.1g | 0.1g |

### とうもろこし
1本(145g)

糖質 **20.0**g | 133kcal

| たんぱく質 | 脂質 | 塩分 |
|---|---|---|
| 5.2g | 2.5g | 0g |

### トマト
1個(215g)

糖質 **8.0**g | 41kcal

| たんぱく質 | 脂質 | 塩分 |
|---|---|---|
| 1.5g | 0.2g | 0g |

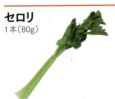

野菜・いも類

## ミニトマト
1個（15g）

糖質 **0.9**g　4kcal

| たんぱく質 | 脂質 | 塩分 |
|---|---|---|
| 0.2g | 0g | 0g |

## なす
1本（140g）

糖質 **4.1**g　31kcal

| たんぱく質 | 脂質 | 塩分 |
|---|---|---|
| 1.5g | 0.1g | 0g |

## にがうり
1本（200g）

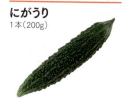

糖質 **2.6**g　34kcal

| たんぱく質 | 脂質 | 塩分 |
|---|---|---|
| 2.0g | 0.2g | 0g |

## にら
1束（100g）

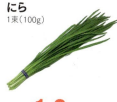

糖質 **1.3**g　21kcal

| たんぱく質 | 脂質 | 塩分 |
|---|---|---|
| 1.7g | 0.3g | 0g |

## にんじん
1本（130g）

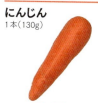

糖質 **8.5**g　51kcal

| たんぱく質 | 脂質 | 塩分 |
|---|---|---|
| 0.9g | 0.3g | 0.1g |

## にんにく
1かけ（10g）

糖質 **2.1**g　14kcal

| たんぱく質 | 脂質 | 塩分 |
|---|---|---|
| 0.6g | 0.1g | 0g |

## ねぎ
1本（100g）

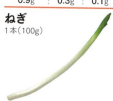

糖質 **5.8**g　34kcal

| たんぱく質 | 脂質 | 塩分 |
|---|---|---|
| 1.4g | 0.1g | 0g |

## 白菜
1/8個（245g）

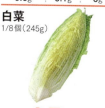

糖質 **4.7**g　34kcal

| たんぱく質 | 脂質 | 塩分 |
|---|---|---|
| 2.0g | 0.2g | 0g |

## ピーマン
1個(25g)

糖質 **0.7**g | 6kcal

| たんぱく質 | 脂質 | 塩分 |
|---|---|---|
| 0.2g | 0.1g | 0g |

## 赤ピーマン
1個(100g)

糖質 **5.6**g | 30kcal

| たんぱく質 | 脂質 | 塩分 |
|---|---|---|
| 1.0g | 0.2g | 0g |

## ブロッコリー
2房(35g)

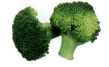

糖質 **0.3**g | 12kcal

| たんぱく質 | 脂質 | 塩分 |
|---|---|---|
| 1.5g | 0.2g | 0g |

## ほうれんそう
1株(45g)

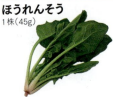

糖質 **0.1**g | 9kcal

| たんぱく質 | 脂質 | 塩分 |
|---|---|---|
| 1.0g | 0.2g | 0g |

## 糸みつば
1束(15g)

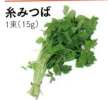

糖質 **0.1**g | 2kcal

| たんぱく質 | 脂質 | 塩分 |
|---|---|---|
| 0.1g | 0g | 0g |

## もやし
1/2袋(50g)

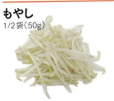

糖質 **0.7**g | 7kcal

| たんぱく質 | 脂質 | 塩分 |
|---|---|---|
| 0.9g | 0.1g | 0g |

## モロヘイヤ
1/4袋(25g)

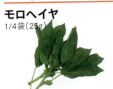

糖質 **0.1**g | 10kcal

| たんぱく質 | 脂質 | 塩分 |
|---|---|---|
| 1.2g | 0.1g | 0g |

## レタス
1/4玉(65g)

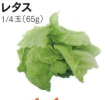

糖質 **1.1**g | 8kcal

| たんぱく質 | 脂質 | 塩分 |
|---|---|---|
| 0.4g | 0.1g | 0g |

野菜・いも類

## サニーレタス
1/4玉(40g)

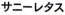

糖質 **0.5**g　6kcal

| たんぱく質 | 脂質 | 塩分 |
|---|---|---|
| 0.5g | 0.1g | 0g |

## れんこん
25g

糖質 **3.4**g　17kcal

| たんぱく質 | 脂質 | 塩分 |
|---|---|---|
| 0.5g | 0.1g | 0g |

## さつまいも
1本(230g)

糖質 **68.3**g　308kcal

| たんぱく質 | 脂質 | 塩分 |
|---|---|---|
| 2.8g | 0.5g | 0g |

## さといも
1個(65g)

糖質 **7.0**g　38kcal

| たんぱく質 | 脂質 | 塩分 |
|---|---|---|
| 1.0g | 0.1g | 0g |

## じゃがいも
1個(100g)

糖質 **16.3**g　76kcal

| たんぱく質 | 脂質 | 塩分 |
|---|---|---|
| 1.6g | 0.1g | 0g |

## ながいも
1/4本(225g)

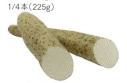

糖質 **29.0**g　146kcal

| たんぱく質 | 脂質 | 塩分 |
|---|---|---|
| 5.0g | 0.7g | 0g |

## はるさめ
20g

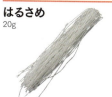

糖質 **17.1**g　70kcal

| たんぱく質 | 脂質 | 塩分 |
|---|---|---|
| 0g | 0g | 0g |

## 板こんにゃく
1枚(250g)

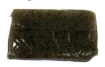

糖質 **0.3**g　13kcal

| たんぱく質 | 脂質 | 塩分 |
|---|---|---|
| 0.3g | Tr | 0g |

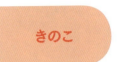

きのこ

### えのきだけ
1/4袋(20g)

糖質 **0.7**g | 4kcal

| たんぱく質 | 脂質 | 塩分 |
|---|---|---|
| 0.5g | 0g | 0g |

### エリンギ
1本(30g)

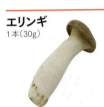

糖質 **0.8**g | 6kcal

| たんぱく質 | 脂質 | 塩分 |
|---|---|---|
| 0.8g | 0.1g | 0g |

### しいたけ(生)
1個(10g)

糖質 **0.2**g | 2kcal

| たんぱく質 | 脂質 | 塩分 |
|---|---|---|
| 0.3g | 0g | 0g |

### なめこ
20g

糖質 **0.4**g | 3kcal

| たんぱく質 | 脂質 | 塩分 |
|---|---|---|
| 0.3g | 0g | 0g |

### ひらたけ
1/4パック(20g)

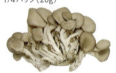

糖質 **0.7**g | 4kcal

| たんぱく質 | 脂質 | 塩分 |
|---|---|---|
| 0.7g | 0.1g | 0g |

### ぶなしめじ
1/4パック(25g)

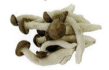

糖質 **0.3**g | 5kcal

| たんぱく質 | 脂質 | 塩分 |
|---|---|---|
| 0.7g | 0.2g | 0g |

### まいたけ
1/4パック(25g)

糖質 **0.2**g | 4kcal

| たんぱく質 | 脂質 | 塩分 |
|---|---|---|
| 0.5g | 0.1g | 0g |

きのこ/海藻

## マッシュルーム
1個(10g)

糖質 **0**g | 1kcal

| たんぱく質 | 脂質 | 塩分 |
|---|---|---|
| 0.3g | 0g | 0g |

## しいたけ(干し)
1個(5g)

糖質 **1.1**g | 9kcal

| たんぱく質 | 脂質 | 塩分 |
|---|---|---|
| 1.0g | 0.2g | 0g |

## きくらげ(干し)
5g

糖質 **0.7**g | 8kcal

| たんぱく質 | 脂質 | 塩分 |
|---|---|---|
| 0.4g | 0.1g | 0g |

## しろきくらげ(干し)
5g

糖質 **0.3**g | 8kcal

| たんぱく質 | 脂質 | 塩分 |
|---|---|---|
| 0.2g | 0g | 0g |

## ひじき(干し)
大さじ1(5g)

海藻

糖質 **0.3**g | 7kcal

| たんぱく質 | 脂質 | 塩分 |
|---|---|---|
| 0.5g | 0.2g | 0.2g |

## わかめ(生)
50g

糖質 **1.0**g | 8kcal

| たんぱく質 | 脂質 | 塩分 |
|---|---|---|
| 1.0g | 0.1g | 0.8g |

## めかぶ(生)
50g

糖質 **0**g | 6kcal

| たんぱく質 | 脂質 | 塩分 |
|---|---|---|
| 0.5g | 0.3g | 0.2g |

## 卵・乳製品

### 鶏卵
1個(50g)

| 糖質 **0.2**g | | 76kcal |
|---|---|---|
| たんぱく質 6.2g | 脂質 5.2g | 塩分 0.2g |

### うずら卵(生)
1個(10g)

| 糖質 **0**g | | 18kcal |
|---|---|---|
| たんぱく質 1.3g | 脂質 1.3g | 塩分 0g |

### ピータン
1個(70g)

| 糖質 **0**g | | 150kcal |
|---|---|---|
| たんぱく質 10.0g | 脂質 11.6g | 塩分 1.4g |

### 牛乳
200ml

| 糖質 **9.6**g | | 134kcal |
|---|---|---|
| たんぱく質 6.6g | 脂質 7.6g | 塩分 0.2g |

### 低脂肪牛乳
200ml

| 糖質 **11.0**g | | 92kcal |
|---|---|---|
| たんぱく質 7.6g | 脂質 2.0g | 塩分 0.4g |

### 脱脂粉乳
200ml

| 糖質 **9.4**g | | 66kcal |
|---|---|---|
| たんぱく質 6.8g | 脂質 0.2g | 塩分 0.2g |

### 生クリーム(乳脂肪)
大さじ1(15g)

| 糖質 **0.5**g | | 65kcal |
|---|---|---|
| たんぱく質 0.3g | 脂質 6.8g | 塩分 0g |

卵・乳製品

## ヨーグルト（全脂・無糖）
100g

糖質 **4.9**g | 62kcal
たんぱく質 3.6g | 脂質 3.0g | 塩分 0.1g

## コーヒーホワイトナー（植物性）
5g

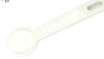

糖質 **0.2**g | 11kcal
たんぱく質 0.2g | 脂質 1.1g | 塩分 0g

## カッテージチーズ
50g

糖質 **1.0**g | 53kcal
たんぱく質 6.7g | 脂質 2.3g | 塩分 0.5g

## カマンベールチーズ
1/6カット（15g）

糖質 **0.1**g | 47kcal
たんぱく質 2.9g | 脂質 3.7g | 塩分 0.3g

## クリームチーズ
大さじ1（20g）

糖質 **0.5**g | 69kcal
たんぱく質 1.6g | 脂質 6.6g | 塩分 0.1g

## ゴーダチーズ
25g

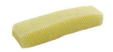

糖質 **0.4**g | 95kcal
たんぱく質 6.5g | 脂質 7.3g | 塩分 0.5g

## パルメザンチーズ
大さじ1（6g）

糖質 **0.1**g | 29kcal
たんぱく質 2.6g | 脂質 1.8g | 塩分 0.2g

## プロセスチーズ
20g

糖質 **0.3**g | 68kcal
たんぱく質 4.5g | 脂質 5.2g | 塩分 0.6g

## 豆・大豆製品

### あずき(ゆで)
100g

糖質 **12.4**g | **143**kcal

| たんぱく質 | 脂質 | 塩分 |
|---|---|---|
| 8.9g | 1.0g | 0g |

### グリーンピース
10g

糖質 **0.8**g | **9**kcal

| たんぱく質 | 脂質 | 塩分 |
|---|---|---|
| 0.7g | 0g | 0g |

### そらまめ
20g

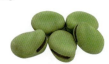

糖質 **2.6**g | **22**kcal

| たんぱく質 | 脂質 | 塩分 |
|---|---|---|
| 2.2g | 0g | 0g |

### 大豆(ゆで)
20g

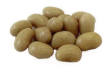

糖質 **0.4**g | **35**kcal

| たんぱく質 | 脂質 | 塩分 |
|---|---|---|
| 3.0g | 2.0g | 0g |

### 木綿豆腐
1丁(400g)

糖質 **4.8**g | **288**kcal

| たんぱく質 | 脂質 | 塩分 |
|---|---|---|
| 26.4g | 16.8g | 0.4g |

### 絹ごし豆腐
1丁(400g)

糖質 **6.8**g | **224**kcal

| たんぱく質 | 脂質 | 塩分 |
|---|---|---|
| 19.6g | 12.0g | 0g |

### 焼き豆腐
1丁(200g)

糖質 **1.0**g | **176**kcal

| たんぱく質 | 脂質 | 塩分 |
|---|---|---|
| 15.6g | 11.4g | 0g |

豆・大豆製品

## 生揚げ
1個(60g)

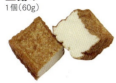

糖質 **0.1**g　90kcal

| たんぱく質 | 脂質 | 塩分 |
|---|---|---|
| 6.4g | 6.8g | 0g |

## 油揚げ
1枚(45g)

糖質 **0**g　185kcal

| たんぱく質 | 脂質 | 塩分 |
|---|---|---|
| 10.5g | 15.5g | 0g |

## 高野豆腐
1個(20g)

糖質 **0.3**g　107kcal

| たんぱく質 | 脂質 | 塩分 |
|---|---|---|
| 10.1g | 6.8g | 0.2g |

## おから
25g

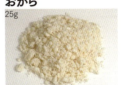

糖質 **0.6**g　28kcal

| たんぱく質 | 脂質 | 塩分 |
|---|---|---|
| 1.5g | 0.9g | 0g |

## 生湯葉
2枚(60g)

糖質 **2.0**g　139kcal

| たんぱく質 | 脂質 | 塩分 |
|---|---|---|
| 13.1g | 8.2g | 0g |

## 挽きわり納豆
50g

糖質 **2.3**g　97kcal

| たんぱく質 | 脂質 | 塩分 |
|---|---|---|
| 8.3g | 5.0g | 0g |

## 豆乳
200ml

糖質 **5.8**g　92kcal

| たんぱく質 | 脂質 | 塩分 |
|---|---|---|
| 7.2g | 4.0g | 0g |

## きなこ
大さじ1(5g)

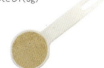

糖質 **0.5**g　23kcal

| たんぱく質 | 脂質 | 塩分 |
|---|---|---|
| 1.8g | 1.3g | 0g |

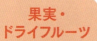

果実・
ドライフルーツ

## アボカド
1/2個(70g)

糖質 **0.6**g | 131kcal

| たんぱく質 | 脂質 | 塩分 |
| --- | --- | --- |
| 1.8g | 13.1g | 0g |

## いちご
3個(45g)

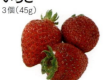

糖質 **3.2**g | 15kcal

| たんぱく質 | 脂質 | 塩分 |
| --- | --- | --- |
| 0.4g | 0g | 0g |

## いちじく
1個(70g)

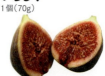

糖質 **8.7**g | 38kcal

| たんぱく質 | 脂質 | 塩分 |
| --- | --- | --- |
| 0.4g | 0.1g | 0g |

## みかん
1個(75g)

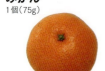

糖質 **8.3**g | 34kcal

| たんぱく質 | 脂質 | 塩分 |
| --- | --- | --- |
| 0.5g | 0.1g | 0g |

## オレンジ
1個(180g)

糖質 **16.2**g | 70kcal

| たんぱく質 | 脂質 | 塩分 |
| --- | --- | --- |
| 1.8g | 0.2g | 0g |

## 柿
1個(275g)

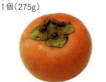

糖質 **39.3**g | 165kcal

| たんぱく質 | 脂質 | 塩分 |
| --- | --- | --- |
| 1.1g | 0.6g | 0g |

## キウイフルーツ
1個(75g)

糖質 **8.3**g | 40kcal

| たんぱく質 | 脂質 | 塩分 |
| --- | --- | --- |
| 0.8g | 0.1g | 0g |

| 果実・ドライフルーツ |
|---|

## グレープフルーツ
1個(315g)

糖質 **28.4**g　120kcal

| たんぱく質 | 脂質 | 塩分 |
|---|---|---|
| 2.8g | 0.3g | 0g |

## さくらんぼ
3粒(15g)

糖質 **2.1**g　9kcal

| たんぱく質 | 脂質 | 塩分 |
|---|---|---|
| 0.2g | 0g | 0g |

## すいか
1切(120g)

糖質 **11.0**g　44kcal

| たんぱく質 | 脂質 | 塩分 |
|---|---|---|
| 0.7g | 0.1g | 0g |

## なし
1個(260g)

糖質 **27.0**g　112kcal

| たんぱく質 | 脂質 | 塩分 |
|---|---|---|
| 0.8g | 0.3g | 0g |

## パイナップル(生)
1/2個(200g)

糖質 **23.8**g　102kcal

| たんぱく質 | 脂質 | 塩分 |
|---|---|---|
| 1.2g | 0.2g | 0g |

## バナナ
1本(130g)

糖質 **27.8**g　112kcal

| たんぱく質 | 脂質 | 塩分 |
|---|---|---|
| 1.4g | 0.3g | 0g |

## ぶどう
1房(95g)

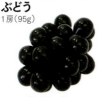

糖質 **14.4**g　56kcal

| たんぱく質 | 脂質 | 塩分 |
|---|---|---|
| 0.4g | 0.1g | 0g |

## ブルーベリー
150g

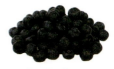

糖質 **14.4**g　74kcal

| たんぱく質 | 脂質 | 塩分 |
|---|---|---|
| 0.8g | 0.2g | 0g |

### メロン
1/8個(55g)

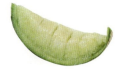

糖質 **5.4**g | 23kcal
| たんぱく質 | 脂質 | 塩分 |
| --- | --- | --- |
| 0.6g | 0.1g | 0g |

### もも
1個(195g)

糖質 **17.4**g | 78kcal
| たんぱく質 | 脂質 | 塩分 |
| --- | --- | --- |
| 1.2g | 0.2g | 0g |

### りんご
1個(290g)

糖質 **40.9**g | 165kcal
| たんぱく質 | 脂質 | 塩分 |
| --- | --- | --- |
| 0.3g | 0.6g | 0g |

### レモン
1個(115g)

糖質 **8.7**g | 62kcal
| たんぱく質 | 脂質 | 塩分 |
| --- | --- | --- |
| 1.0g | 0.8g | 0g |

### あんず(干し)
1個(5g)

糖質 **3.0**g | 14kcal
| たんぱく質 | 脂質 | 塩分 |
| --- | --- | --- |
| 0.5g | 0g | 0g |

### プルーン(干し)
1個(10g)

糖質 **5.5**g | 24kcal
| たんぱく質 | 脂質 | 塩分 |
| --- | --- | --- |
| 0.3g | 0g | 0g |

### バナナ(干し)
20g

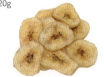

糖質 **14.3**g | 60kcal
| たんぱく質 | 脂質 | 塩分 |
| --- | --- | --- |
| 0.8g | 0.1g | 0g |

### ぶどう(干し)
10g

糖質 **7.7**g | 30kcal
| たんぱく質 | 脂質 | 塩分 |
| --- | --- | --- |
| 0.3g | 0g | 0g |

果実・ドライフルーツ／種実類

## 種実類

### アーモンド（乾）
10g

糖質 **1.1**g ： 59kcal

| たんぱく質 | 脂質 | 塩分 |
|---|---|---|
| 2.0g | 5.2g | 0g |

### カシューナッツ（フライ味付け）
10g

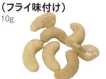

糖質 **2.0**g ： 58kcal

| たんぱく質 | 脂質 | 塩分 |
|---|---|---|
| 2.0g | 4.8g | 0.1g |

### ぎんなん（生）
6g

糖質 **2.0**g ： 10kcal

| たんぱく質 | 脂質 | 塩分 |
|---|---|---|
| 0.3g | 0.1g | 0g |

### くり
1個（10g）

糖質 **3.3**g ： 16kcal

| たんぱく質 | 脂質 | 塩分 |
|---|---|---|
| 0.3g | 0.1g | 0g |

### くるみ（いり）
10g

糖質 **0.4**g ： 67kcal

| たんぱく質 | 脂質 | 塩分 |
|---|---|---|
| 1.5g | 6.9g | 0g |

### 松の実（いり）
10g

糖質 **0.1**g ： 69kcal

| たんぱく質 | 脂質 | 塩分 |
|---|---|---|
| 1.5g | 7.3g | 0g |

### 落花生（乾）
20g

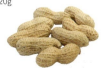

糖質 **2.3**g ： 112kcal

| たんぱく質 | 脂質 | 塩分 |
|---|---|---|
| 5.1g | 9.5g | 0g |

## 調味料・油脂類

### しょうゆ（濃口）
大さじ1（18g）

糖質 **1.8**g | 13kcal

| たんぱく質 | 脂質 | 塩分 |
|---|---|---|
| 1.4g | 0g | 2.6g |

### 本みりん
大さじ1（18g）

糖質 **7.8**g | 43kcal

| たんぱく質 | 脂質 | 塩分 |
|---|---|---|
| 0.1g | Tr | 0g |

### 米酢
大さじ1（15g）

糖質 **1.1**g | 7kcal

| たんぱく質 | 脂質 | 塩分 |
|---|---|---|
| 0g | 0g | 0g |

### 上白糖
大さじ1（9g）

糖質 **8.9**g | 35kcal

| たんぱく質 | 脂質 | 塩分 |
|---|---|---|
| 0g | 0g | 0g |

### 米みそ（甘みそ）
大さじ1（18g）

糖質 **5.8**g | 39kcal

| たんぱく質 | 脂質 | 塩分 |
|---|---|---|
| 1.7g | 0.5g | 1.1g |

### 米みそ（淡色辛みそ）
大さじ1（18g）

糖質 **3.1**g | 35kcal

| たんぱく質 | 脂質 | 塩分 |
|---|---|---|
| 2.3g | 1.1g | 2.2g |

### 豆みそ（赤みそ）
大さじ1（18g）

糖質 **1.4**g | 39kcal

| たんぱく質 | 脂質 | 塩分 |
|---|---|---|
| 3.1g | 1.9g | 2.0g |

調味料・油脂類

## ポン酢
18g

糖質 **1.2**g　6kcal

| たんぱく質 | 脂質 | 塩分 |
|---|---|---|
| 0.5g | 0g | 0.8g |

## 焼肉のたれ（しょうゆ）
30g

糖質 **4.6**g　37kcal

| たんぱく質 | 脂質 | 塩分 |
|---|---|---|
| 0.7g | 0.5g | 1.2g |

## サラダ油
100g

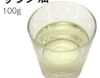

糖質 **0**g　921kcal

| たんぱく質 | 脂質 | 塩分 |
|---|---|---|
| 0g | 100.0g | 0g |

## ラード
大さじ1(12g)

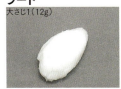

糖質 **0**g　113kcal

| たんぱく質 | 脂質 | 塩分 |
|---|---|---|
| 0g | 12.0g | 0g |

## 有塩バター
大さじ1(12g)

糖質 **0**g　89kcal

| たんぱく質 | 脂質 | 塩分 |
|---|---|---|
| 0.1g | 9.7g | 0.2g |

## 無塩バター
大さじ1(12g)

糖質 **0**g　92kcal

| たんぱく質 | 脂質 | 塩分 |
|---|---|---|
| 0.1g | 10.0g | 0g |

## マーガリン
大さじ1(12g)

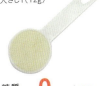

糖質 **0**g　92kcal

| たんぱく質 | 脂質 | 塩分 |
|---|---|---|
| 0g | 10.0g | 0.2g |

## ごま（いり）
大さじ1(9g)

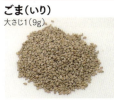

糖質 **0.5**g　54kcal

| たんぱく質 | 脂質 | 塩分 |
|---|---|---|
| 1.8g | 4.9g | 0g |

PROFILE

## 監修 大和田 潔（おおわだ・きよし）

医療法人社団碧桜 秋葉原駅クリニック院長
2007年より現職。東京医科歯科大学臨床教授、総合内科専門医、神経内科専門医、頭痛専門医、日本臨床栄養協会評議。テレビ番組や雑誌などメディアの取材多数。医療コラムニストとして執筆も多い。管理栄養士と協同し、運動と栄養にて、できる限り薬から離脱する医療を試みている。

本文デザイン／佐々木恵実（ダグハウス）
編集協力／ダグハウス
イラスト／熊猫手作業所
栄養価計算／土屋史子
写真提供・栄養価計算／株式会社マッシュルームソフト
校正・くすのき舎

### 協力（登場順）

日本マクドナルド㈱／㈱モスフードサービス／日本KFCホールディングス㈱／日本サブウェイ㈱／㈱ゼンショーホールディングス／㈱ドトールコーヒー／㈱シャトレーゼ／ミスタードーナツ／㈱ドリームコーポレーション／マリオンクレープ／B-R サーティワン アイスクリーム㈱／㈱サイゼリヤ／㈱すかいらーくレストランツ／㈱大戸屋／㈱幸楽苑ホールディングス／ぼてぢゅう 道頓堀／總本店／㈱京樽／オリジン東秀㈱「オリジン弁当・キッチンオリジン」／RF1（㈱ロック・フィールド）／㈱大庄／ワタミ㈱／鳥貴族／㈱ファンデリー／㈱ニチレイフーズ／㈱小樽ダイニング／リボン食品㈱／サラヤ㈱／楽園フーズ／㈱フリースタイル／㈱ウェルフード／ソイコム㈱／マルサンアイ㈱／㈱DHC／㈱ポンパドウル／㈱ローソン／山崎製パン㈱／明星食品㈱／東洋水産㈱／エースコック㈱／サッポロホールディングス㈱／㈱明治／カゴメ㈱／大塚製薬㈱／大塚食品㈱／ハウス食品㈱／江崎グリコ㈱／㈱紀文食品／日本製粉㈱／味の素冷凍食品㈱／マルハニチロ㈱／はごろもフーズ㈱／敷島製パン㈱／㈱ロッテ／カルビー㈱／亀田製菓㈱／㈱モンテール／森永乳業㈱／㈱たらみ／サントリー食品インターナショナル㈱／キリンビバレッジ㈱／㈱伊藤園／アサヒグループホールディングス㈱／キリンビール㈱／サントリーホールディングス㈱／月桂冠㈱／チョーヤ梅酒㈱／キユーピー㈱／ブルドックソース㈱／ヤマモリ㈱／三井製糖㈱／㈱レアスウィート

# 糖質量チェックブック

監修者　大和田潔
発行者　永岡純一
発行所　株式会社永岡書店
　　　　〒176-8518　東京都練馬区豊玉上1-7-14
　　　　TEL. 03-3992-5155（代表）
　　　　TEL. 03-3992-7191（編集）
　　　　印刷　誠宏印刷株式会社
　　　　製本　ヤマナカ製本株式会社
ISBN978-4-522-43488-8　C2077

◎本書の無断複写・複製・転載を禁じます。⑤
◎落丁本・乱丁本はお取り替えいたします。